InTouch Today
今日话题
腾讯新闻出品 用常识解读新闻

是真的吗

你所知道的健康常识往往是错误的

腾讯《今日话题》编辑部 编著

U0316124

吉林科学技术出版社
JiLin Science&Technology Publishing House

图书在版编目（CIP）数据

是真的吗？你所知道的健康常识往往是错误的 /
腾讯《今日话题》编辑部编著. -- 长春：吉林科学技术出版
社，2013.11
　ISBN 978-7-5384-7261-5

　Ⅰ. ①是… Ⅱ. ①腾… Ⅲ. ①保健—基本知识 Ⅳ.
①R161

中国版本图书馆CIP数据核字（2013）第267597号

是真的吗？
你所知道的健康常识往往是错误的

编　　著　腾讯《今日话题》编辑部
出 版 人　李　梁
策划责任编辑　吴文凯　赵洪博
执行责任编辑　姜脉松
文字统筹　博读天下
封面设计　长春茗尊平面设计有限公司
制　　版　长春茗尊平面设计有限公司
开　　本　710mm×1000mm　1/16
字　　数　200千字
印　　张　14
印　　数　1-10 000册
版　　次　2014年6月第1版
印　　次　2014年6月第1次印刷

出　　版　吉林科学技术出版社
发　　行　吉林科学技术出版社
地　　址　长春市人民大街4646号
邮　　编　130021
发行部电话/传真　0431-85600611　85651759　85635177
　　　　　　　　　　85651628　85635181　85635176
储运部电话　0431-86059116
编辑部电话　0431-85610611
网　　址　http://www.jlstp.com
印　　刷　长春第二新华印刷有限责任公司

书　　号　ISBN 978-7-5384-7261-5
定　　价　35.00元
如有印装质量问题　可寄出版社调换
版权所有　翻版必究　举报电话：0431-85635185

前　言

科学求健康，较真更幸福

《今日话题》是腾讯网出品的评论类专题栏目，每天推出一期专题解读时事、社会热点。从定位看，我们这个栏目面向的题材非常宽泛，只要能成为热点，不管它是政治还是经济、是法律还是文化，我们都会进行一番解读。但是我们也认为，再宽泛的栏目也要有自己的特色，要有专属的标记。《今日话题》的标记之一，就是倡导"科学精神，理性思维"。

我们认为，科学精神和理性思维为当今中国的重大缺失。尤其在健康领域，愚昧的思想、欺骗的信息还在堂而皇之成为指导大众的主角。比如"亚健康"这样的概念，经我们考证，不过是药企营销炒作出来的概念，却忽悠了国人将近20年。

"大忽悠"是如此之多，以至于我们要时常警惕，问一句"是真的吗？"

增高药是真的吗？减肥药是真的吗？壮阳药是真的吗？疫苗不能打是真的吗？中药无毒副作用是真的吗？纯天然才健康是真的吗？

"较真"，已经成为《今日话题》编辑的习惯。我本人作为《今日话题》的主编，主创、参与了将近3000期《今日话题》的制作，更是一个"较真"的人。有时候把这种习惯带到生活中，遭到妻子的埋怨——别太

"较真"。但是我反问：总的来说，"较真"难道不是让我们的生活更幸福吗？——因为"较真"，我们没有为"黄体酮不足"忧心忡忡；因为"较真"，我们的孩子没有为奶粉商贡献一分钱；因为"较真"，我们没有为"这不能吃那不能吃"困扰……

而这些幸福经验，通过腾讯网的平台由《今日话题》栏目传播出去，或许就能复制成百上千万的幸福。

既然我们是面向成百上千万的公众介绍经验，就有了重大的责任——绝不能出错。好在《今日话题》的编辑可以熟练检阅多语种资料，不惧怕啃读专业论文，始终把握国际主流科学界和权威组织的风向，对"双盲试验"这样的科学工具了然于胸。所以我们自信本书中的内容，您可以放心吸纳。

我们希望这些内容可以对您有所裨益，并祝愿您和家人健康幸福。

腾讯《今日话题》主编 刘彦伟

目　录

第二篇　没病也要补？越补越严重！

第三篇　一切神化了的减肥增高都是欺骗

第四篇　孕妇应该知道的最基本常识

第五篇 理性看待"不放心"的食品药品

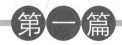

第一篇

治病还是要人命？

　　尽管中国医院输液室人满为患早已不是秘密，但人均比国际水平多出五六瓶还是着实惊人。当然，要是这些输进去的液体真能治病又没什么副作用那也就罢了。关键是，好多中国人都得了"输液病"，迷信输液的疗效，又不知其危害。

◉ 刘彦伟

有问题的不只是维C银翘片

维C银翘片的不良反应终于惊动了国家食品药品监督管理总局，国家食品药品监督管理总局于2010年9月19日提醒医务工作者、药品生产经营企业以及公众关注中西药复方制剂维C银翘片的安全性问题，以降低用药风险。这距离方舟子的揭露已经时隔近两年。

当然，很多人对方舟子有成见，虽然人家说得有理有据，但就是不相信。那么本节将再以权威资料论证维C银翘片的问题出在哪里，因为药品安全事关重大，我们希望借此正本清源。

同时要指出，和维C银翘片问题类似的药物还有一大把。

从感冒说起

感冒分为流感和普通感冒

感冒是病毒引起的，其中流感由流感病毒引起，普通感冒可由一百多种其他病毒引起。下文再出现"感冒"即指普通感冒。

患上普通感冒与着凉没有关系，只与鼻腔中是否进入感冒病毒有关，只要鼻腔中进入感冒病毒，95%的人都会被感染，其中75%的人会出现症状。

普通感冒是"不治之症"

抗流感病毒目前被证明唯一有效的药物是达菲，而普通感冒病毒目前并没有药物被证明能抵抗。但是普通感冒可以在一周左右自愈，所以不少西方人认为单纯的感冒不是病，扛几天就过去了。但是发热、流涕等症状也不好受，你要不愿忍也有办法——吃感冒药。

感冒药只能缓解症状

感冒病毒破坏力并大不，让人难受的主要是人体免疫系统对病毒的反应，所以免疫力越强，症状反而越明显。免疫系统释放出来对付病毒的物质，会引起血管扩张、刺激神经系统等，让你鼻子不通、肌肉酸痛等，而感冒药中的物质可以消减免疫物质，或收缩血管等。于是吃了感冒药，你觉得症状轻了。

感冒药的有效成分逃不出4种西药

这4种西药是：解热镇痛药（常见的是阿司匹林、对乙酰氨基酚、布洛芬等）、抗过敏药（常见的是马来酸氯苯那敏）、减充血药（常见的是伪麻黄碱）、止咳祛痰药（常见的是右美沙芬）。市面上卖的感冒药，凡是有效的，无非是选择其中一种或几种。除此之外的中药或者维生素C等并没有证据证明有效。

维C银翘片是怎样"包装"的

有效成分是西药对乙酰氨基酚和马来酸氯苯那敏

维C银翘片的成分是：金银花、连翘、荆芥、淡豆豉、牛蒡子、桔梗、薄荷油、芦根、淡竹叶、甘草、维生素C、马来酸氯苯那敏、对乙酰氨基酚。

由上述资料可知，其中有效成分是解热镇痛药对乙酰氨基酚（扑热息痛）和抗过敏药马来酸氯苯那敏（扑尔敏）。

维生素C是一个传说有效其实无效的成分

20世纪70年代，诺贝尔奖获得者、化学家莱纳斯·鲍林曾经写了一本名为《维生素C和一般性感冒》的书籍，使得维生素C能预防感冒的观念深入人心。

但是后来的多项临床试验表明服用维生素C对预防或治疗普通感冒没有效果。比如科克伦国际协作组织的研究人员对11 306名参与者进行的29项比较试验，澳洲国家大学道格拉斯教授和芬兰赫尔辛基大学研究人员的55项研究都表明：服用维生素C对防治感冒没有效果。而过量服用维生素C（每日1～4克）可以引起很多副作用。

其他中药成分就更是个"中西药结合"的噱头了

维C银翘片中的10味中药，没有权威的证据表明对防治感冒有作用。其功能是"疏风解表、清热解毒"，其实感冒和风寒没有关系。实验表明：着凉并不能增加患感冒的风险。比如，1958年，美国伊利诺伊州大学医学院的H.F. Dowling为了一探着凉与感冒是否确有干系，招募了400多名医学院学生做了试验；1968年，美国一位医生道格拉斯（R.G. Douglas）则在得克萨斯州犯人身上进行了类似的试验，两个试验都表明：让你感冒的关键，并非在于你是否着凉，而是因为你接触到了一些病毒。一个连疾病原理都搞错的药，它能管用吗？所谓中西药结合，不过是打着中药的幌子，利用西药的疗效罢了。

出问题的很可能就是这些中药成分

马来酸氯苯那敏和对乙酰氨基酚等常见治感冒的西药，虽各有副作用，但在治疗剂量下都是安全的。要是有问题的话，那也不只是维C银翘片会出问题，其他用了同样成分的感冒药也会出问题，现在只有维C银翘片异常，那就说明不是西药的问题。而维生素C虽然大剂量服用也会有副作用，但是维C银翘片规定的每天0.3克左右的摄入量还不足以产生明显的危害，所以问题很可能就是出在中药成分上了。

维C银翘片不是孤例

方舟子整理的部分常见中成药真相

王氏保赤丸	小柴胡颗粒	健儿清解液	蜜炼川贝枇杷膏
当归养血丸	乌鸡白凤丸	消渴丸	板蓝根颗粒
益母草颗粒	安宫牛黄丸	牛黄解毒片	藿香正气水
复方甘草片	六味地黄丸	排毒养颜胶囊	王老吉凉茶

这些问题药是如何出炉的

中国的中成药，既没有在细胞、分子水平上针对疾病发生的机理，又没有经过大样本随机双盲试验，绝大部分中药在毒副作用上也是不明不白。如果说不建立在细胞、分子水平基础上的药理是因为中医有自己的一套体系的话，双盲试验和毒副作用试验总不能逃避吧？但事实上中药在这些步骤上都不能严格走完，至于为什么这些没有严格审核的药被大量放出来，可以参见腾讯《今日话题》中《癌症患者的药钱如何被瓜分》的"菜怎就变成了药"部分。

小·贴·士

益母草颗粒的真相
科普作者 方舟子

中医认为益母草是治疗妇产科百病的灵药，实际上，益母草有时反而能加重妇产科疾病。有临床报告，益母草能加重痛经，致产后宫缩痛。日本研究人员用小鼠做实验研究益母草的抗癌作用，却意外地发现益母草会刺激与怀孕有关的乳腺癌的增长。

益母草还能导致过敏反应，患者会出现皮肤发红、胸闷心慌、呼吸加快。过量服用益母草膏后会出现腹泻腹痛，也有服用益母草中毒致死的报道。

◉刘彦伟

云南白药在美国为何不是药

> 云南白药是中国的一种神奇药物，号称有多种治疗功能，更能彰显其地位的是——它被作为国家机密来保护，而且属于绝密级。
>
> 但是2010年12月曝出云南白药虽然在中国出售时标注的是"成分略（保密方）"，但是在美国出售时却把成分标注得一清二楚。这是怎么回事呢？原来云南白药在美国被界定为一种食品，是必须公布成分的。

云南白药是一种什么药

由民国的一位民间医生研制

据云南白药官方网站介绍，民国年间有位治疗外伤科很著名的民间医生叫曲焕章，他在1902年遍游滇南名山，学神农尝百草，不耻下问，求教当地民族医生和草药医生，获得伤科名药甚多，遂苦心钻研试验，研制伤科药物百宝丹（即云南白药）。

1923年以后，曲焕章经过钻研，使白药达到了最理想的疗效，成为"一药化三丹一子"。1931年，曲焕章在昆明建成"曲焕章大药房"。

1955年将配方捐献给政府

1955年的一天，曲焕章的妻子缪兰英主动找上门来，提出要见昆明市的主要领导，缪兰英向政府献出了百宝丹的秘方。1956年，昆明制药厂正式接收了缪兰英贡献的百宝丹，并把它改名为"云南白药"，投入批量生产。配方则一直在中国卫生部被绝密保存。此后一些书籍和杂志上出现过关于云南白药的配方和制作方法，但生产者声称"均不正确"。

云南白药的药理还是谜

官网上介绍的云南白药的药理作用有四点：止血、活血化瘀、抗炎、愈伤。这其实是指疗效而不是药理。它究竟是靠怎样的机理，能止血、活血、抗炎、愈伤，并未见规范的描述，这大概与配方保密有关。一位曾经的腹部外科医生说，经常使用云南白药，比如碰到上消化道出血、术后出血之类，便可能让病人口服云南白药，同时肯定还会用其他止血药。虽说并没感觉到它如传说中的神奇，但大家都在用，反正只要能止住血就行了。使用"云南白药"和"消化道出血"在CHKD（中国生物医学类博硕士学位论文全文数据库）中检索，仅仅得到6篇文献。

在美国什么才能算药

经验不能决定药效

美国FDA，即美国药物食品管理局，是负责对所有在美国市场销售的药物和食品进行安全质量管理与监督的官方结构。美国FDA的一个核心观点是，无论病人还是受过专业训练的医生，不经过一套科学的检验系统的测试，都没有能力凭自己的经验来评价、判断、决定一种新药或新的治疗方案是否有效。

一个著名案例是药物己烯雌酚。医生们认为，一些妇女服用己烯雌酚可以防止流产，实践中有一些服过该药的妇女也确实没有流产，很明显这表明该药非常有效。但后来进行的严格的科学试验表明：该药对治疗流产不仅绝对无效，而且对腹中的胎儿有副作用。所以美国FDA不会认为"中华瑰宝，伤科圣药"的历史美誉，"都在用，很有效"的实践成果，可以作为这个药物可靠的依据。它只相信科学的检验系统。

药物必须有明确的药理

所谓药理，就是先搞清人的疾病是因何发生，然后可以用什么样的物质去抑制。在美国FDA的眼里，药理一般得是细胞、分子水平上的认识，它可不承认什么

"伤风、失调"的说法。比如针对胆固醇过高引起的疾病，科学家们用了几十年时间研究人体是如何制造和利用胆固醇的，在20世纪70年代，他们发现了一种名字叫甲羟基戊酸的化学物质，在合成胆固醇的一系列生物化学反应中扮演非常关键的角色。参与合成甲羟基戊酸的酶名字叫HMG-CoA还原酶，抑制该酶的活性就能减少合成甲羟基戊酸。下一步工作是寻找化合物，如果一个化合物能抑制这个HMG-CoA还原酶，或者能阻止机体的细胞正常使用这种酶，就可以减少甲羟基戊酸的产量，最终减少体内胆固醇的产量。接下来寻找这个化合物，又是一个艰难的过程。

药物一定要经过试管和动物实验

在不断地研究探索中，科学家们终于找到了几种化合物，接下来就能在试管里培养的细胞中做实验。在这样的实验中，药物直截了当地作用在目标上，容易产生明显的效果，然而人是一个复杂的有机整体，机体的各个部分之间存在着各种复杂的相互影响和相互作用。因此，下一阶段，研究人员需要做动物实验，在动物身上测试药物化合物的效果、有什么样的毒副作用、多少用药量是安全的、动物身体会对药物做出什么样的反应等。

药物必须经过大样本随机对照双盲临床试验

经过动物实验后，合格的化合物终于可以在人体上试验了。临床试验分为三期，每一期都有针对性地检验药效、毒副作用等。试验中要做到样本够大、试验对象随机选择，然后把试验对象分成几组，有的给吃试验用的新药，有的给吃安慰剂，有的给吃已经上市的药……整个过程中试验对象和医生都不知道哪组吃的是什么。

研制药物的一般特征

简单几段话，根本无法总结美国一个药物被确定的复杂过程。这套检验系统决定了一种药物研制不是单个人能干得了的，必须大军团协同作战，而且必须以现代科技作为辅助手段。这是一件既漫长又耗资巨大的事情，根据1993年的统计，在美国一个新药开发周期平均是八年半，花费约3.6亿美元。虽然够艰难，但能成功就是幸运，事实上，每5000种候选药物，只有5种能够进入临床试验，而最终只有一种能够被获准上市。你想都不能想象得到，在20世纪60年代，美国FDA的这套检验系统出现之前，美国的非处方药竟有30万种之多，1966年美国FDA着手进行了整顿，检查发现绝大部分非处方药只含有很少有效成分或基本没有，由此就剔除很大一部分。接着又剔除了许多种所谓的有效成分，当然含这些成分的药物也随之被剔除。目前美国的药物市场已经清净了许多。（本节内容根据颖河《认识药物》、方舟子《现代药物是怎么开发出来的》《"达菲"是怎么炼成的》整理）

云南白药在美国的"遭遇"

云南白药自然不符合美国的药物标准

很显然，云南白药无论从哪方面看，和美国的药物标准都相差甚远，事实上，目前没有任何一种中药被美国FDA认可为药物。

按照美国FDA以前的要求，中药甚至连申请新药的资格都没有：要申请新药，必须是合成的或提纯的单一活性成分，也就是化学药。2004年6月，美国FDA发布植物药品产业指南，放松了对草药的申请要求，草药不必把活性成分提纯，甚至不必鉴定出其活性成分，也可以申请新药，但是必须用科学方法做有安慰剂对照的随机、双盲临床试验证明其安全性和有效性，目前并无一种中药在美国通过了临床试验。（参见《方舟子：中药还没闯过FDA这一关》）

云南白药在美国被界定为食品

中药在美国不能作为药品，那算什么呢？——食品。如果是以食品上市，那么美国FDA就只管安全性，只要你的成分没有毒害，美国FDA就不会设立门槛。通常中药会作为食品下的一类——膳食补充剂上市。在美国FDA的网站上面，能找到2002年的一份文件，大意是美国的一家膳食补充剂的经销商HERBMAX，按照美国的法规向美国FDA提交了一封通知信，想把云南白药酊（Yunnan Baiyao Ding）作为"膳食补充剂"（dietary supplement）在其产品标签上使用若干功效描述。但这个请求被美国FDA拒绝了，原因是HERBMAX想使用的功效描述不属于"膳食补充剂"的范围，更像是药品，该文件也列出了云南白药酊的全部成分。膳食补充剂不能声称任何治病效果，比如云南白药在美国的销售网站上就标明："该产品不能用于诊断、治疗或预防任何疾病。"

作为食品的膳食补充剂必须公开成分

2007年，美国FDA宣布，厂家必须在膳食补充剂产品标签上标注产品所包含的成分，如果补充剂含有污染物或不含有它们所声称的成分，美国FDA将把这些产品定性为"掺假或非标产品"。美国FDA对上述规定这样阐释：生产商有责任确保其产品声明是有充分依据的，这么做的目的是为了显示这些声明的真实性而不是在误导广大消费者。这样的严格措施依旧遭到批评，一个消费者组织"消费者联盟"认为，新规定要求膳食补充剂生产商依据程序，确保它们产品所含成分的种类和含量与标签保持一致，但消费者仍然搞不清楚产品是否有效或者是否具有危险性。云南白药的成分也就这样被公开了。

> ◎结　语：这件事就好比中国人的珍珠被美国人当玻璃弹球玩。这究竟是我们的悲哀，还是他们的悲哀？

◉ 刘彦伟

退烧药夺命：谁在谋害中国儿童

2011年2月有新闻报道称，一种化学名为"尼美舒利"的儿童退烧药，疑致"数千例不良反应事件，数起死亡事件"，被称为"夺命退烧药"。对此，卫生部专家表示可能不是药品本身的问题，而是不合理使用导致的。

事实上，专家的话只说对一半，退烧药在中国被滥用（也就是专家所说的不合理使用）固然是存在的，但尼美舒利本身也绝非没有问题。由于能导致严重的肝损伤，欧盟已于2007年禁止12岁以下儿童使用尼美舒利，美国则未批准尼美舒利上市。之所以尼美舒利在中国能成为广泛的儿童退烧药，又是中国特色的医药制度决定的。

尼美舒利的使用中外不同

适用症不同，国外不用于治疗发热

欧盟2004年给出的尼美舒利说明书中，适用症为"急性疼痛的治疗、疼痛性关节炎的症状治疗、痛经"。其后欧美药品管理局的多次安全审查中也只提及"急性疼痛、骨关节炎疼痛症候和原发性痛经"，均未提及发热，更没有明确提及儿童发热。

而国家食品药品监督管理总局2008年给出的说明书为"本品为非甾体抗炎药，具有抗炎、镇痛、解热作用"。此外还有说明书标注"本品适用于类风湿性关节炎和骨关节炎等；手术和急性创伤后的疼痛和炎症；耳鼻咽部炎症引起的疼痛；痛经；上呼吸道感染引起的发热等症状"。

用法用量不同

在用法用量方面，因发生了严重肝脏不良反应，欧盟的200毫克片剂已被撤出市场，在更新的说明书中限定最大单次口服剂量为100毫克，且注明本品临床治疗时间应尽可能短。而国内说明书中最大单次剂量可用到200毫克。在儿童用药方面，国内说明书的【儿童用药】项为"仅用于1岁以上儿童"。而欧盟说明书明确为"小于12岁的患者禁止服用本品，12～18岁的青少年无须调整剂量"。另外欧盟说明书的禁忌证、不良反应、注意事项、孕妇与哺乳期妇女用药、老年用药、药物相互作用、药物过量等项目的安全性信息亦非常全面，特别是"特别警告与注意事项"部分。

对药物的评价不同

国家食品药品监督管理总局新闻办向媒体表示：目前尼美舒利仍是国家食品药品监督管理总局批准的、允许用于儿童的退烧药。对尼美舒利的安全性监测显示，该药使用的收益是大于风险的。而欧洲药品管理局在2006年和2007年两次对尼美舒利评估，结论是尼美舒利只是在治疗"关节炎和疼痛"时"收益大于风险"，但必须限制时间，"最长不能超过15天"，小于12岁的患者禁用。

"儿童退烧药"——被宣传出来的特色

尼美舒利怎么就成了"儿童退烧药"

由国外的情况可知，尼美舒利既不是专治发热的，也不是针对儿童的，甚至因为安全问题不允许用于12岁以下儿童，那么为何在中国却成了"儿童退烧药"呢？其实观察康芝药业生产的瑞芝清尼美舒利颗粒包装就知道，上面母亲抱着孩子脑袋的图案，已经强烈地暗示了这款药就是针对儿童发烧的（这样的宣传暗示在美国是根本不允许的）。2001年的一篇文章《尼美舒利（孚美舒）市场推广浅析》指出，尼美舒利市场已进入成熟期，竞争激烈，且当前解热镇痛抗炎药品种多，市场壁垒太多。因此，在中国的国情下，零售市场的运作仍有赖于广告的宣传，这里广告不仅指电视广告，还包括宣传资料等。"我们的宣传主题是什么，产品诉求点是什么，要重新提炼，仅仅解热、镇痛、抗炎是不行的，同类药太多了。"此外，"产品说明书及宣传资料中'仅用于成人'不利于推广与上量。"这篇文章其实已经说明白了为什么要打造"儿童退烧药"的概念：第一，同类药品已经很多，不突出特色没有竞争力；第二，"儿童退烧"才是大市场。

滥用退烧药也是大问题

国外——小病少开药

一位在英国的华人说，自己发烧去看医生，医生什么药也不开，只说叫他回家多喝水、多休息，躺在床上用被子捂捂，出点儿汗就好了。他曾经的一位同事，某日因为吃坏了肚子，狂吐不止，奄奄一息地跑到医院，结果人家医生也不给开药，说让她多喝水，多吐几次，把胃吐干净了就好了，临了还加上一句："以后这种小病没必要上医院来看了。"在英国，想叫医生给你开点儿速效药实在太难，但若没有医生的处方，在药店里也只能买到些不痛不痒的跟糖果差不多的药品。

国内——小病也要大把吃药

假如还能做个调查，除了"输液大国"，估计我们还得戴上一个帽子——滥用退烧药大国！本来按照一般医疗原则，体温在38.5℃以下，不需医疗处理，多喝些水，用温水擦身就可以了。但在很多时候，仅仅是38℃的体温，甚至是37.5℃的体温，一些医生就把退烧药用上了，医院尚且如此，普通民众怎么可能不滥用退烧药！2010年康芝药业瑞芝清总销量估计为7.4亿袋，同比增长26%。这意味着全国近2.5亿儿童在2010年人均服用了近3袋可能导致肝、肾功能衰竭，多脏器功能不全综合征等不良反应的退烧药。

这几年，医院都在搞科研、抓效益。可是，如何教给民众最基本的医疗知识，却少人问津。如今，很多人了解的医疗知识就是，小病不能拖，有了症状要及时处理。

正是在这样一种简单思维的作用下，有了点儿头疼脑热的症状，就紧张的不得了，以为把症状赶紧控制住了很重要，加之到医院，常常也得不到什么解释，得到的也不过是吃药甚至输液，既然如此，自己买些药吃，先把症状控制住自然成为很多人的第一选择。而像尼美舒利这样的处方药，却可以不拿处方就在药店轻松买到。

在欧美，除了尼美舒利，其余的退烧药都同样不轻易被推荐给孩子使用，但我们有多少孩子，在发热的时候没有使用退烧药？

小·贴·士

儿童发烧不宜急于药物退烧

北京儿童医院呼吸内科专家胡仪吉介绍，儿童发烧不宜急于用药物退烧。因为发烧是人体的一种防御性反应，退烧药一般只能降低体温，而不能解决造成发烧的根本问题。体温不超过38.5℃一般不要急于退热，特别是明确诊断之前。一般来说，当孩子体温低于38.5℃时，最好是多喝开水、多休息，密切注意病情变化，或者应用物理降温方法退热，但如果发热时间过长或发热温度过高（超过38.5℃），则必须使用退热药物进行必要的治疗。

胡仪吉强调，退热药的服用需间隔4～6小时，24小时内用药不超过4次，不宜频繁服用。如果发热时间过长或温度过高，要及时带孩子去医院。

◉王 杨

输液乱象：警惕输液变催命

国家发改委副主任朱之鑫曾经披露了一组惊人数据，光是在2009年一年中国输液用了104亿瓶，相当于13亿人口每个人输了8瓶液，远远高于国际上2.5～3.3瓶的水平。

尽管中国人"爱"输液、医院输液室人满为患早已不是秘密，但是人均比国际水平多出五六瓶还是着实让人大吃一惊。当然，要是这些输进去的液体真能治病又没什么副作用那也就罢了，关键是，据统计，很大一部分的输液都是不必要的。目前我国每年因药物的不良反应住院的病人高达250万，死亡的高达20万人，其中大部分和输液有关。好多中国人都得了"输液病"，迷信输液的疗效，又不知其危害。

"第一输液大国"的恐怖现状

人多：10个门诊病人，3个就"挂水"

2009年一年，整个中国输液用了104亿瓶，相当于13亿人口每个人输液8瓶。而在2003年，是30亿瓶，2007年是70亿瓶，可见增长幅度惊人。尽管后来卫生部门解释称，这个104亿瓶是生产量，有些并没输到人体内。但是中国人输液多仍然是个事实。资料还显示，"爱输液"是个普遍问题，不管城里人还是农村人都喜欢输液，地域差异不大，并且输液率一直都在持续增长。

《济南时报》一篇名为《输液治疗泛滥谁之过》的报道称，在国外输液治疗是有严格控制的，门诊输液率一般在10%以下，在我国输液率却高达60%～70%。而一篇2006年的报道显示，我国门诊病人的输液率为30%，住院病人的输液率则更高，在国外为45%，而在我国的一些医院达到可怕的90%。尽管数据不一致，不过都说明了中国病人输液确实很严重。

盲目：大炮打蚊子，许多输液不仅无用还可能有害

输液又被称为打点滴或者挂水，指的是通过静脉滴注的方式，向人体内注入大剂量的液体（一次给药在100ml以上）。倘若吃药是步枪、打肌肉针是机关枪的话，输液就是不折不扣的大炮了。可问题在于，谁都知道，拿大炮打蚊子是多么不靠谱的事情。比如，有记者在医院门诊部看到，输液的人中有80%都是因为上呼吸道感染而输抗生素。但实际上感冒都是病毒引起的，输抗生素没半点儿用，我们的身体有自愈能力，感冒就是可以自愈的疾病，吃药反而治不了，只能缓解症状（但由细菌导致的并发症不一定会自动痊愈）。

还有一类输液就更没有道理了，美其名曰"保健性输液"。许多患心脑血管病的老病号都要定期到医院输液，打点儿活血化瘀药物"冲血管"，以防疾病复发，但是实际上毫无用处，而且液输得越多，针越扎不进血管，偏偏这样的人还很多。还有人喜欢输点儿营养品来保持体力。最无厘头的还是"美白针"，用输液的方式将所谓抗氧化物质输到血管里，一天一针，十针一个疗程，一般要打六个疗程。可是专家都很担心，这不仅不美白，还可能引发曾经的"奥美定"那样的悲剧。

危害大：2009年59%的药品不良反应都跟注射剂有关

国家食品药品监督管理总局发布的《2009年国家药品不良反应监测报告》显示，2009年药品不良反应报告的剂型分布以注射剂为主，占59%，严重的药品不良反应报告的剂型分布也以注射剂为主，占79.16%。而主要的注射方式就是静脉滴注（输液）。

输液带来的重重危险

如遇问题药品或者药物过敏，输液要比其他两种方式危险得多

三种主要给药方式的风险比较	
方式	**如果遇到不良反应**
口服药	经过胃黏膜吸收和肝脏循环过后，药效已经降低，还可以洗胃
肌肉注射	从肌肉再到血液，吸收需要一定的时间，这样能给急救制造一定的条件
静脉注射	直接进入血液循环，没经过人体天然屏障的过滤，发挥药效更快，一旦有不良反应往往也来得更快、更严重

假药、问题药物、药物过敏……这些情况患者都可能碰到，如果是输液的话，剂量大，又直接输入血液中，没有了屏障，这意味着风险相当高。（本节内容根据《新京报》特别报道《"吊瓶森林"》整理）

正规药品风险也高

常输液会降低身体免疫力。用输液方式，药物直接进入血液循环，没有经过胃肠，省略了体液免疫和细胞免疫环节，如果人们不管大病小病首选输液，长此以往，必然降低人体自身免疫力。而且，输液输得最多的就是抗生素，抗生素滥用会使患者体内耐药菌增多，疾病更难治愈，反而非输液不可，形成恶性循环。

液体中的微粒带来慢性危害。即使在最严格的操作环境下，输液中也难免带入微粒。在以往，输液微粒给人体带来的风险非常大。虽然随着输液技术的发展和改善，以及对药品的严格控制，确实有了长足的进步。但是，还是不可能保持无微粒的状态，这也积累着潜在的风险。长期下去，可能引发局部的供血不足，从而引起水肿、过敏等症状。像大家熟悉的静脉炎，一大部分与此有关。此外，药物越是混合得多微粒越多，操作不当引起的微粒污染，还有环境引发的微粒污染都值得重视。（本部分内容根据孙鸿翔《输液微粒污染的原因、危害及对策》整理）

此外，输液可能带来发热反应——因输入致热物质而使患者出现发冷、寒战、高烧等症状。也可能因为输液速度过快，短时间内血液系统被灌入了太多液体，让身体负担增加。

操作过程处处有隐患

医务人员不当操作容易引起病症。输液操作不当可引起空气栓塞、静脉炎、感染、严重心律失常、创伤性麻痹和过敏性休克等疾病。值得一提的是在美国进行静脉滴注的话，护士需要考资格证，但是我国却还没有这样的专业护士。另外许多医院输液的病患很多，护士却很少，压根儿照顾不过来。而在一些地方，特别是农村，还存在着广大的没有资格输液的诊所，误操作和感染病菌的概率更高。

假如器具、液体受到污染，输液传染乙肝等疾病的概率比肌肉注射高很多。脓肿、败血症、乙型肝炎、艾滋病等严重疾病通过静脉注射方式传播的概率要比肌肉注射高很多，每年我国都会因为不安全注射死很多人。2009年，中国新闻网报道过一则名为《输液管里有异物患者受惊厂家称90%是人工制作》的新闻。尽管这样的个案可能不代表普遍性，但也值得警惕。

为何中国人如此"爱输液"？

历史渊源：医疗机构转型的"产物"

80后肯定都还记得小时候打"屁股针"比输液多多了，可是现在输液却大行其道。有专家认为，这是因为改革开放以来，由于医疗卫生机构的管理和财政体制处于转型阶段，滥用不必要的药物注射作为增加收入的一种手段愈演愈烈，静脉滴注成为一般疾患的普遍治疗方式，"吊水"或"打点滴"也成为十分流行的话语，甚至还有不少医生会告诉患者这样可以"清除毒素"。久而久之，许多人心中也有了根深蒂固的输液好的观念。（据祖述宪：《注射的滥用、危险与安全措施》）

患者：迷信输液见效快，却又不知道不安全

患者去医院看病，就想着要尽可能接受先进、彻底的治疗，而打点滴看上去要比吃药先进、彻底得多。许多人觉得打点滴要比吃药病好得快，这在某些情况下也是对的，静脉注射药物能被完全吸收，药效也比较快，十几秒钟就能让血液中的药物浓度达到有效范围。但是在其他情况下，就只是一种错觉或心理作用，感冒打点滴就属于此类。对许多患者来说，上医院看病就要打点滴成了理所当然的事。另外现代人都习惯了快节奏的生活，假如一个感冒要花很多天的时间慢慢好，似乎变成了耗不起的事情。因此，很多人以为输液能够更快地让自己好起来。另外，打针比输液疼也是一个原因。而在所有医保报销种类中，医保病人输液治疗或预防性输液报销比例偏高也是患者喜欢输液治疗的原因。很多行业报告还分析，在新农合展开之后要进一步抢占农村市场。

但是，大部分的人都说不出输液的隐患来。

医院：有利益成分，也怕担责任

许多人看到中国人输液多的消息都会想到"以医养药"。的确如此，普通的感冒，吃药的话只需要20元上下，输液却要花上二三百。不算药钱，注射一次肌肉针的注射费是0.5元到1元，可是输液的注射费却有五六元。

当然，如果单单把这个归结为医院"利欲熏心"显然有失公允，很多时候的确是患者主动提出要输液的，医生会想，假如没有输液病情加重或者出现别的问题，那怎么办呢？所以为了规避医患纠纷，也都同意了患者的请求。问题在于，患者没有专业知识，医生当然有责任向患者解释病情，详细说明输液可能引起的危害。

因此，用药分级规范显得刻不容缓，毕竟，制度最可靠。

如果遇到要输液的情况，请看看以下的知识

不是一些特殊情况，中青年要慎重考虑输液

每一个患者的身体情况和病情不同，所以很难说到底什么样的情况才能输液、什么时候不要。但是一般而言，作为青壮年，在患一些常见病的时候，没有必要把"输液"作为首选。例如，感冒本身就是能"自愈"的疾病，即使想减轻症状，也有很多物理疗法和口服药可以考虑，"挂抗生素"没有用。而如果是以下三种情况，就有考虑输液的必要：1. 吞咽和注射肌肉针都困难；2. 病情较重、虚弱者；3. 出现呕吐、腹泻等症状。

输液时要警惕以下五种常见的不良反应

发热：因输入致热物质而使患者出现发冷、寒战、高烧等症状，并伴有恶心、呕吐和头痛。

心力衰竭：因为输液速度过快，使短时间内血液系统输入太多液体，增加心脏负荷。

静脉炎：由于输液器具达不到无菌要求而使静脉局部感染，或由于长时间输浓度高、刺激性强的药品，而使输液处静脉内壁出现炎症。症状为手臂出现条状红线、局部红肿热痛。

空气栓塞：因为输液管内空气没有排尽，或者导管连接不紧而使空气进入静脉。常表现为胸部异常不适，同时出现呼吸困难，严重时会导致病人死亡。

肺水肿：输液时突然感到胸闷、气短，咳嗽时出现泡沫状的血痰。（本部分内容参考北京朝阳医院呼吸科主任医师童朝晖在《新京报》《"吊瓶森林"》专题中所给出的建议）

最好别输中药制剂

《2009年国家药品不良反应监测报告》显示，中药注射剂的严重不良反应占中

药的84.11％。刺五加、双黄连、茵栀黄……中药注射液的不良报告很多。一方面是因为中药注射液的致敏性高，另一方面也因为中药注射液目前的制作工艺参差不齐，许多还不成熟。所以，一定要对其慎之又慎。

◈结　语：说到底，还是要念叨一句非常重要的医学常识——能吃药就不打针，能打针就不输液。

◎刘彦伟

中医针灸申遗成功说明什么

2010年11月16日，联合国教科文组织保护非物质文化遗产政府间委员会审议通过中国申报项目《中医针灸》和《京剧》，将其列入"人类非物质文化遗产代表作名录"。

这本是一件中华文化的喜事，但也极易被理解为"针灸学获得国际认可"，进而以为大家以后看病要多用针灸。这样想就错了，因为中医针灸申遗成功，说明这是一项优秀的文化遗产，但并不能说明针灸的科学或医学地位也相应地提高了。

针灸的来历

针灸的基础

星相：古代人认识世界，往往把最直观的东西当做认识的起点，比如"天"，比如"人"。由于不知道人的起源，就设想"天人合一"，所以人的身体器官自然也和星相一一对应。

元素：万物由什么组成？古代有一元说和多元说，中国的一元说就是"气"，多元说就是"五行"。所以也就有了人体与气和金木水火土的关联。

阴阳：元素指的是物，那么阴阳指的就是物的运行规律，也就是正反两面对立统一。由此也衍生出了"平衡"，就是阴阳的和谐状态。人体中自然也有阴阳。

神魔：还有一种非物质的认识，就是认为一切是神和魔控制的。当然人体也免不了受这样的控制。

针灸就是以这些原始的认识为基础发展形成的

人进化为智慧生物后，就开始了对世界的认识。星相、元素、阴阳、神魔等就是不同的认识结果，这些认识结果互相之间自然也有对应，比如不同星相代表不同的神，比如五行会相生相克等。当然了，这些认识结果也与人体联系起来，滋生出种种新认识。当人们患病时，也对应着有了气不通、阴阳失调、中了邪魔、缺了五行等认识。针对这些认识，针灸之类的治病手段也就诞生了，最早在新石器时代，就发现有用针扎放血祭天来治病的。中国古代对针灸的认知，主要有三种：一是生病是因为气不通顺，扎一下就通了；二是生病是因为阴阳失调，扎一下把多余的放出来，就调和了；三是生病是因为中了邪魔，扎一下可以扶正祛邪。

需要指出的是，人类同源同祖，尽管后来进化出不同的"人种"，但对世界的认识历程是极其相似的，所以世界上类似针灸的原始疗法可以说不胜枚举。用一位教授的话说：每个国家都有一群人说他们的文化是多么的独特，这证明了一堆人对世界思想史的认知是零，我们这些真正研究历史的人都知道这世界上根本就没什么稀奇的思想，都是那几种观点在世界各地跑来跑去，然后用当地习俗和语言包装一下就变成了"独特文化"粉墨登场了。

针灸是宝贵的历史文化遗产，但不可当真

正如我们把盘古开天辟地、女娲造人当做中华文化的宝贵财富，但决不会认为天地真的是盘古造出来的一样。我们也可以从针灸中看出古人认识人体的历程，这足以成为我们的宝贵遗产，但真的以为针灸是什么医学奇迹，那就贻笑大方了。

针灸的兴起

针灸一度被鄙视和禁止

在中国漫长的医药史上大部分的时间里，针灸被认为是一种民间大夫用的低俗疗法。正如历史学家Bridie Andrews Minehan描述的：虽然在《黄帝内经》里常提

到针，但在中国历史上针刺术极少在其他书里被提及。

根据记录，公元1500年左右，穿刺和放血术几乎已被中国人全面放弃。在1822年，一道敕令禁止了针灸在太医院里的传授和使用。中国在1929年曾全面废止针灸。

针灸麻醉在20世纪50年代冒头

新中国成立初期，一方面，很多国家对中国实行封锁，西药进不来；另一方面，国家经济底子薄，于是就开展了"一把草、一根针"的中医药研究，政府开始大力支持针灸事业，掀起了学习针灸的热潮。在这样的背景下，1958年，上海施行针刺麻醉下扁桃体摘除术获得成功。同年，毛泽东在一次宴会上，向卫生部中医研究院副院长兼针灸研究所所长朱琏祝贺针灸万岁，并说"针灸不是土东西，针灸要出国，将来全世界人民都要用它治病"。毛主席的一席话，奠定了针灸的地位。

在20世纪70年代初风靡

1971年7月，美国国务卿基辛格访华，随团的《纽约时报》专栏作家詹姆斯·雷斯顿得了急性阑尾炎，经药物麻醉后做了阑尾切除手术。术后第二天，他又接受了20分钟的针灸治疗缓解疼痛，据其自述效果非常好。结果这一说不要紧，一方面引起西方的注目，引来国外医生的考察；另一方面本来是针灸止痛，却被国内变成了针灸麻醉的奇迹。当时，各地各医院各科室不顾自身条件盲目上针麻。有时麻醉科医生反复向病人交代："今天有外宾参观，你千万不要喊痛，你给我使个眼色，我就给你打'止痛针'。"当时还拍了一部比较受欢迎的电影《无影灯下颂银针》，由著名演员祝希娟主演。

日本本州大学教授菅沼正久讲过自己的亲身经历：1971年他在武汉医学院第二附属医院参观针灸麻醉手术，在扎针后病人和全体医护人员一起学习《毛主席语录》，然后实施手术，手术后病人不用搀扶就走出了手术室。加拿大人保罗也回忆："卫生部官员介绍新中国的医疗卫生成就时，我们得知中国人享受公费医疗。我们参观了神奇的针刺麻醉手术。一位浑身插满针灸针头的妇女躺在手术台上，非常神奇的是，她虽然被麻醉了但神志仍然清醒。手术完毕后，那妇女即刻自己走下手术台，并走出了手术室。中国针灸魔术看得我们叹为观止。但当那位病妇迈进旁边的一个房间时，我瞥见她正摇摇欲坠。"

之后针麻术衰败，针疗术勃兴

四川大学教授张箭回忆，在1975年被针麻了一次后，他再也不敢用针麻了。随着改革开放，作为政治任务的针麻自然消退，但是随着市场化大潮，针疗也被作为一种医疗保健"概念"被热炒，据2006年的统计，针灸号称总共可以治461种病。

现代医学对针灸的定性

如何验证针灸

针灸作为人在蒙昧时代的认识，理论上自然不可靠，那么实际会有疗效吗？这要通过大样本随机双盲试验来验证。把病人分成两组，一组用真的针灸；另一组假装用了针灸，但是病人和医生都不知道是假的，如果用了真针灸的有效，用了假针灸的无效，那说明针灸的确有疗效。但是针灸不太容易做这种试验，因为假扎针想隐瞒不易。

不过国外还是做了好多试验，得出了林林总总的结果，在美国《当代医学诊断和治疗》"针灸"一章中，对最新的结果有归纳，比如一篇论文认为，针灸似乎是对中风康复有帮助，但还需要进一步的更高质量研究来证实。另一篇说，对于运动功能的恢复，针灸没有效果。

针灸可以止痛是目前较确切的疗效

有许多实验表明：针灸能够刺激神经系统分泌内啡肽，这是一种化学结构，与吗啡类似的神经肽，有强烈的麻醉、镇痛作用。如果往动物体内注射内啡肽抑制剂，再对动物进行针灸就起不到镇痛的作用。内啡肽还有调节心血管的功能，这可以解释为何针灸对治疗某些心血管疾病似乎也有疗效。但是这种疗效与针灸通气祛邪的本意完全不是一码事了。总之，针灸还有许多谜团待破解。

患者或不能寄予太多希望

一份《纽约市医疗保险公司给针灸付款情况》表明：61个有医疗保险的病人中只有15人可能拿到针灸治疗的钱，由于针灸的疗效不显著，近几年纽约市的医疗保险公司付给针灸治疗的钱越来越少。

全美反卫生欺诈委员会对针灸做出了如下结论："针灸是未经证实的治疗方法。其理论与实践是基于原始及幻想的疾病与健康概念上，这些概念跟现代科学毫无关系。在过去20年的研究中证明针灸对疾病治疗没有明确的效果。经验中的针灸效果多半是基于期望、暗示、反刺激、条件化，以及其他心理机制的综合效果。针灸的使用应当被限制在适当的研究机构与活动中。保险公司不应该被强制要求为针灸服务提供保险覆盖。允许非医学专业的针灸师执业的政策应当被逐步废除。希望尝试针灸的患者应当具有相关专业知识、而又没有任何相关商业利益的医生（而非针灸师）就其情况进行咨询。

> ◉结　语：文化的归文化，医学的归医学。澄清这一点，关系到大家的健康。

王 杨

拔火罐是否真的有用

2011年著名歌手齐秦全身10%被严重烧伤了，痛苦不已，而罪魁祸首是拔火罐。由于保健师的操作失误，火源掉在了齐秦身上，很快引起了大火。

齐秦受伤的消息让许多喜欢他的歌迷很揪心。在祝愿他早日康复的同时，不少人又很害怕。因为遍布大街小巷的美容院、足疗店、按摩店、保健中心等场所都在提供拔罐的服务，也就是说，即使你没拔过，周围一定也有人去体验过。

那么拔火罐到底有多凶险？又是否值得大家冒着被烧伤的风险去尝试呢？

凶险：业余从业者泛滥，市场缺乏监管

拔火罐烧伤的案例

2011年7月，南京市有两位市民因为拔火罐被重度烧伤，其中一女子全身20%面积深二度烧伤。

2011年1月，上海市宝山区一名男子拔火罐时被烧伤，女技师手指也被烧伤。

2010年10月，重庆一位女模特拔火罐时背部烧伤，演出也被迫取消。

2010年7月，河南驻马店一名男子也被"拔"成了深二度烧伤。

……

单单搜索相关新闻，一年来在拔火罐中被烧伤的案例也有七八个。可见不是齐秦一人倒霉，这样的事情发生得挺多。为什么会被烧伤呢？最直接的原因就是技师操作不熟练，或者大意。绝大部分人都用点火的办法来拔罐。在拔罐前，需先把棉

35

球浸入浓度95%的酒精，点燃后放入火罐，棉球沾上的酒精不小心就会滴下来，从而烧到病人。即使未燃烧，若罐口太热，也容易烫伤。

◆拔火罐可能导致烧伤烫伤◆

点火不当会造成身体烧伤；拔罐时如果用力过大或拔罐时间过长，会造成皮肤烫伤、起水泡；如果使用过的罐子没有经过严格消毒清洗，可能引发皮肤病。

另外，有专家表示，有时候拔火罐可以缓解疼痛（这很可能是"安慰剂效应"，下文有述），但是倘若癌症等病的疼痛被一时掩盖了，还会耽误治疗。

◆危险根源：拔火罐被吹捧成了日常养生手段◆

严格按照标准而言，拔火罐是需要中医技师证的，但是在中医养生风大行其道的时候，拔火罐俨然变成一种必备的养生手段，按摩店、美容院要没有这个服务都不好意思开门。遗憾的是对这个市场没有监管，也没有任何规范，谁都能拔。南宁市的一位记者就曾经走访了市内多家有拔火罐项目的养生保健中心，结果发现，从业人员大部分是保健中心招聘的，经内部培训后上岗，大多没有医师资格证书。内部培训不够专业和严格，没有安全规范和安全意识，这就充满了危险因素。而这也处于监管的灰色地带。

无用之一：理论基础是空中楼阁

◆在清代以前，拔罐主要是用来吸脓血的◆

准确地说，拔火罐应该叫作拔罐，只是用火的方法现在最为常见而已。拔罐是以罐为工具，利用燃烧、蒸气、抽气等造成负压，使罐吸附于身体，发生温热刺激，使局部产生瘀血现象。而在古代，拔罐又被称为"角法"，因为最早的罐子是用兽角做的。实际上，中医也认为这个负压才是关键，而不是温度，所以也有不用火的真空拔罐等，都是一个道理。拔罐也并非只有中国才有，比如阿拉伯地区就有

"阿拉伯血罐"，这是一种把拔罐和放血结合的古老治疗手段。

根据记载，拔罐在先秦时期就存在了。然而一直到清代以前拔罐都只是一种外科治疗手段。用来治疗什么呢？吸脓血、治痈肿。所谓痈，是一种发生于皮肉之间的急性化脓性疾病。并且，古人还认为即使治疗痈，拔罐也是有局限的，东晋人葛洪就在医书中写道："痈疽、瘤、石痈、结筋、瘰疬皆不可就针角。针角者，少有不及祸者也。"

总之，在很长的一段时间里，拔罐的主要意义就是吸脓血。一直到了清代，才逐步变成了"万灵药"。

现在：拔罐被视为强身健体又包治百病的手段

中医理论

这被认为和经络有关，疏通经络，从而调和气血、祛风散寒、清热排毒、化瘀止痛、扶正祛邪。

现代医学理论

因罐内的大力吸引而引起高度充血，血管扩张，血流加快，新陈代谢旺盛，组织营养得到改善，反射性地增强了白细胞的吞噬作用，提高机体的抗病能力，促进疾病的好转或痊愈，所以近代有人把它叫作"瘀血疗法"。

另外，在拔火罐时，有一部分小血管可能破裂，血液溢于组织中被溶解，再被吸收，这种现象在医学上叫"自家溶血"。自家溶血吸收，能对机体产生持续的良性刺激，增强防御机能，使病理过程好转，从而起到治疗作用。（本部分内容根据《拔火罐好在哪里你知道吗》整理，这些都是常见的说法，许多吹嘘拔罐好处的文章和书籍都会提到）

总之，根据这些理论，拔罐好处挺多，又治百病又养生。

经络并不存在，拔罐中医理论是空中楼阁

从来没有任何科学研究能够证实经络的存在。就算针灸有一些效果，也是通过刺激神经系统来发挥作用，和经络或者穴位无关。

所以，号称利用经络的"拔罐减肥"显然是不科学的。已经有上当的体验者撰文揭真相：即使能够减下来一些，也不在于拔罐法，而是被巧妙地严格限制了饮食的摄取。

而所谓的排毒更是无稽之谈，只要是对人体有害的物质都可以算是"毒"：一种是来自人体之外的，另一种是人体自身的一些代谢物质。肝脏、肾脏都是重要的排毒器官，呼吸、排泄都可将代谢废物排出体外。

而有毒物质在进入血液后先经过肝脏进行处理。所以关键的该是维护肝脏的重要机能。有些技师会忽悠说，拔罐后留下的深紫色印痕就代表人体的毒被排出来，甚至被烫起的水泡都被认为是毒，这显然是乱说一气。颜色越深代表的只是罐的吸附力很强，拔罐时间也长。

所谓西医理论更是乱说一气，硬造出不存在的名词

拔罐产生的负压确实会引起瘀血，然而，所谓瘀血的种种好处就是无稽之谈了。如果瘀血较长期存在的话，会产生相反的结果：局部组织缺氧、营养物质供应不足和中间代谢产物堆积。

所谓"自家溶血"则是个自创的概念。有拔罐支持者用的英文单词autolysis是"自溶"作用的意思——细胞失去活体机能，而一般都是在人死后出现。显然不是一码事。

实际上，即使查阅很多中医医学论文也找不到数据的支持。其实想一想，假如拔罐真是靠着瘀血来起作用的话，那么打架、摔跤就变成治病"良方"了，又何须用火罐呢？弄出瘀血的办法很多，扇耳光都成。

无用之二：缺乏有力的双盲试验证明

要证明拔罐有用需进行"大样本随机对照双盲临床试验"

中医靠的是经验，而现代医学不能用个案来说明疗效。原因有二：其一，许多

病是可以自愈的。其二，有一个著名的"安慰剂效应"，不让病人知情的情况下服用完全没有药效的假药，但病人却得到了和真药一样甚至更好的效果。比较遗憾的是，大多数情况下，安慰剂不能长期地起作用，只有短期的效果。不过，这已经让人觉得立竿见影了。拔罐可能就是这样的"安慰剂"，现实中起着类似作用。

所以要确定拔罐是否有疗效，需要的是大样本随机对照双盲临床试验及其汇总分析。所谓双盲，最简单的操作是将病人随机分为两组，一组真的给拔罐，一组则是假的拔罐，但是医生和病人都不知道哪组是真、哪组是假，方案是由第三方进行设计的。当然，实际操作起来可能更复杂。

国内外285篇说拔罐有用的论文中竟找不到一篇是科学、严谨的

目前，确实有不少临床的试验或者数据试图来证明拔罐有效，而这主要集中在拔罐能够缓解疼痛上。德国一个大学的学者就此做过研究。

然而三位韩国学者和一位英国学者，分析了285篇来自中国、韩国、德国甚至伊朗的相关论文。结果就有278篇因为各种原因被排除在外，这些研究都没有遵循科学规律。而留下来重点分析的7篇也不尽如人意，竟然没有一例采取了严格的双盲法，研究质量很低，并且样本规模也很小。（本部分内容根据美国国家生物技术信息中心《Cupping for Treating Pain: A Systematic Review拔罐治疗疼痛：系统性评价》整理）

而其他的，如拔罐减肥、拔罐治疗高血压等，搜索中国的学术论文库就会发现，相关论文根本少之又少。

当然，这也是中医的通病——无法用科学严谨的手段来证明自己有效。

> ⊛**结　语：** 倘若光是无用，对身体没危险也就罢了，可是拔火罐被当做一种普遍保健和治疗手段遍布大街小巷，从业者泛滥。这样凶险又无用的"医疗手段"值得去做吗？

◎王 杨

感冒药每年忽悠国人上百亿

感冒药可以说是国人接触得最多的药之一了，很少有人没吃过。数据显示，感冒咳嗽和过敏类药物的销售比例一直维持在非处方类药物（OTC）的28%左右，粗略估计该类药物2011年的销售额为450亿元。

不过，这几百亿中不少都是冤枉钱，大可不必花。很多人的这笔钱不仅花得冤枉，还可能花得危险。

"遍地开花"的感冒药有"二奇"

一奇：数量和品牌种类都多得令人咋舌

基本上，在全世界的非处方类药物（下文简称为OTC）市场，感冒药都是销量名列前茅的药物。根据尼尔森公司的统计，除去在沃尔玛销售的非处方药外，2008年到2011年，连续4年，美国市场上感冒或咳嗽等类别的药物销售额都在40亿美元以上，占市场总销售额的24%左右。由此看来，中国和美国的非处方药感冒药销售额可能在伯仲之间。

可在许多国家的市场上，感冒药销量就和中国相去甚远了，如实行全民免费医疗服务制度的英国。根据英国非处方药和膳食补充剂行业协会的数据，2011年，整个OTC市场的销售额只有23亿英镑（折合人民币220多亿），而感冒药有4.139亿英镑（40亿人民币左右），还不及止痛药的销售额。和中国同属于发展中国家的印度也如此，根据普华永道较早前的调查，预计在2012年，印度的OTC市场销售额在30亿美元（186亿人民币）。而且印度OTC市场上卖得最好的不是感冒药，而是维生素和矿物质，占了26.1%。

非处方药市场是和自我医疗紧紧相连的，美国的医疗服务算是私人保健模式，看病市场化，所以满足人们"自我医疗"需求的非处方药市场就发达。而英国的全民医疗在伦敦奥运会时就让许多人大为叹服。同为发展中国家的印度，尽管很多地方医疗环境简陋，可是医疗保障体系也算覆盖完整，药品价格也控制得很低，有很多全科医生在基层服务。中国如此高的非处方感冒药销售额着实令人诧异。

在种类上，中国的感冒药也是五花八门，首先化学药和中成药分庭抗礼（前者略占优势），而在市场份额上，没有一个品牌能够超过10%。像是京制牛黄解毒丸和一清胶囊等药，都以不到2%的市场份额挤进了中成药销量前十。

二奇：非处方药感冒药不仅在药店卖，在医院也大量开具

一般而言，非处方药都是在零售市场上卖。印度更甚，常年占据在印度药品零售市场前两位的是一种止咳药，而这种药是处方药，医生开具了处方之后，病人再拿着去药店买。

可是中国的情况很奇特。根据国家食品药品监督管理总局南方所的数据，2011年我国OTC市场中医疗市场终端为658亿元，药品零售市场终端为959.9亿元。也就是说，医院终端与零售终端销售额比例大致在2∶3。像康泰克的销售额近20亿元，其中8亿元是在医院销售的。这一点又是非常有"特色"的事情，因为许多非处方药都在基本药物目录中。而在欧美，医疗机构一般也不提倡感冒用药，因为大部分人都能自愈，没必要使用。

"二奇"之下，有四大隐患

不安于西药：都在做"万能药"，成分也相似

"适用于缓解普通感冒及流行性感冒引起的发热、头痛、四肢酸痛、打喷嚏、流鼻涕、鼻塞、咽痛等症状。"这样的话几乎出现在所有销量排名前十的西药中。而中成药则普遍写着"用于感冒引起的头痛"。

可问题在于，不同的感冒症状其实需要不同的药来对付。前不久，有记者就从

市场上购买了7种不同的西药，结果发现，它们的成分还都挺相似。新康泰克是以盐酸伪麻黄碱为主要成分，白加黑以盐酸伪麻黄碱以及对乙酰氨基酚为主要成分，而其余5种药品的主要成分均为对乙酰氨基酚，占样本总数的71%。事实上，对乙酰氨基酚是一种解热镇痛的化学成分，不是什么万能药。最令人的担心的，还是药品的毒性。很多药品成分相似，人们又不注意看，同时吃两种药，自然就摄入过量了。对乙酰氨基酚就是肝毒性的，国内外被毒倒的案例不少。2014年1月14日，美国FDA（美国食品药品监督管理局）在官网宣布，感冒药中常见的成分对乙酰氨基酚会对人体造成肝损伤甚至致死，未来将采取行动整顿该成分超过每单位325毫克的药。根据美国FDA统计，在1998年至2003年间，对乙酰氨基酚过量服用是导致病人肝衰竭的主要原因，全美每年有1600起急性肝功能衰竭，其中对乙酰氨基酚过量服用是最大缘由。而一份名为《OTC感冒药不合理应用原因分析》的论文调查了2398例OTC感冒药的处方和记录，结果发现，医护人员、药店经销人员、购药顾客均对感冒药的组方剂量知晓率较低，医护人员仅有13.40%，药店经销人员3.39%，购药顾客0.04%。而对乙酰氨基酚等成分被重复服用的次数很多。

复方感冒药确实不罕见，不过在中国内地市场上，治感冒几乎就不分症状，给一刀切了。而像医药巨头葛兰素史克（和内地公司合资，推出了"新康泰克"）在中国香港市场上推出的感冒药"必理痛"就是一个系列，药品官网还专门提供了智能选择器，人们可以勾选自己的症状，网站就会推荐匹配的类型。在美国，许多含有对乙酰氨基酚的复方药还被美国FDA拉入了禁卖名单，要重新审查。

✑不安于中成药：占据半壁江山的中成药 有很多含有化学成分◎

很多牌子的"感冒灵颗粒"成分除了标注中药材之外，还有对乙酰氨基酚和马来酸氯苯那敏（扑尔敏），前者上文已经说过，后者则主要用来抗过敏的。

其实标注还好，就怕很多药没有标明添加成分。像是白云山牌的感冒药在2011年就曾经在中国香港被检出添加了化学药成分而被召回。如果有人对这些化学成分过敏，或者摄入过量就会有危险。

不安于仿制药：大量感冒药都是专利到期后的仿制药，质量参差不齐

不管是根据我国的专利法还是国际惯例，一般药品的专利保护期限都是20年，到期之后，其他各国的制药厂都可以生产仿制药。据统计，仿制药数量占了我国上市药品数量的97%以上。而原创性的研发药，从研发到临床试验再到上市，一般要15年的时间。开发新药风险很高，所以仿制药在中国、印度等发展中国家的增长速度都很快，价格也比较便宜。像在印度的药品市场上，畅销药的平均"年龄"为19.3年。据分析，印度小城市、乡村的全科医生非常喜欢开物美价廉的仿制药给病人。

而我国仿制药众多，质量却参差不齐，不同厂家生产的同一品种药差别很大；仿制药与原研药相比，疗效差异显著，比起印度来说差了很多，印度的仿制药通过美国FDA认证的有不少，欧美竟然成了其重要市场。而仿制药的成功也控制了印度的药物价格，让其相对低廉。发达的仿制药工业，同时大大地提高了印度的普通百姓医疗用药水平，减少了开支。当然，这里面也存在专利争议。

而中国内地各种各样的感冒仿制药层出不穷，像感冒清颗粒就有160种之多，含有对乙酰氨基酚的仿制药也是数不胜数。好在有关部门已经意识到这个大问题，准备在审批监管等方面更为严格。

不安于儿童药：许多权威机构都警告感冒药对幼儿无用且有害

儿童感冒药优卡丹"涉毒"一度闹得沸沸扬扬，如今还余音未了。在2011年市场排名前十的化学成分感冒药中，优卡丹和"好娃娃"一起名列其中。这是非常不正常的。美国FDA就禁止给两岁以下的儿童用感冒药，并建议4岁以下的孩子都不用，因为评估显示他们吃感冒药是没有用的，还很不安全。加拿大卫生部门更谨慎，警告全国的家长们，对6岁以下的孩子，感冒药都没有用，也不安全。而在2012年国家食品药品监督管理总局才下发通知，要求1岁以下的孩子禁用优卡丹和"好娃娃"等感冒药。

防止被忽悠，记住感冒药其实治不了感冒这个常识

感冒药既治不好感冒也不能加速痊愈，只是缓解症状而已

有两百多种不同的病毒都可以引起普通感冒。还有一种感冒叫流感，比起普通感冒来更严重，可能会多高热、恶心等症状。不过流感是由特定的流感病毒引发，可以通过打疫苗来预防。不管是普通感冒还是流感，一般而言在7天（通常是3~5天）之内都能自愈。而市场上形形色色的感冒药不能帮助痊愈，也不能帮助加快自愈，只能缓解一些感冒症状。根据成分的不同，它们能够缓解的症状不一样，例如麻黄碱和伪麻黄碱的功效就是收缩鼻黏膜的血管，而扑尔敏等药是抗过敏。总之，不同的感冒药成分其实缓解的是不同的症状。另外，用抗生素治疗感冒更是驴头不对马嘴，除非引起并发的炎症，否则用对付细菌的药来对付病毒能有什么用呢？

不管是美国国立医学图书馆还是英国国家健康服务网站都认为这些感冒药的成分有不同的副作用。英国国家健康服务网站甚至认为除了阿司匹林这样的一些镇痛药外，感冒药成分也都没多大作用。而多喝水、多休息、用鼻子吸蒸汽、用盐水漱口、滴鼻等都是推荐的不用药也能缓解症状的"自我治疗法"。当然，一旦感冒超过7天没有好、引发支气管炎等并发症，又或者流感引发高烧等症状，就有必要去看医生，也不是自己乱吃药就能扛得住的。

预防感冒，常洗手等良好的个人卫生习惯比乱进补吃药重要多了

对于普通感冒来说，没有什么疫苗。而维生素C这类物质其实也防不了感冒。每天吸收大量的维生素C还很危险，可能引起腹泻（尤其对于老人和小孩而言）。总之，对于普通感冒而言，疫苗暂时也无望，最好还是养成勤洗手这样良好的卫生习惯。

> ◎结　语：感冒药的滥用，其实也折射了当下医疗制度的种种弊端。

◉ 张春续

最搞笑劫匪背后："摇头水"为何泛滥全国

2013年底，一个笨贼被问供的视频传遍网络。网民捧腹于笨贼"小品化"的神态和回答，却忽视了他抢劫前服用了"大力"，且抢劫动机也是为再买"大力"。所谓"大力"到底是什么，能有如此魅力？

"史上最搞笑劫匪"正是泛滥的"摇头水"的成瘾者

2013年12月，网上流传了一段"史上最搞笑劫匪"的视频，视频中劫匪所说的"大力"其实是一种处方药：联邦止咳露，也被俗称为"摇头水"，有些人会大量饮用，期望获得快感，可成瘾。从这个"笨贼"的描述也不难发现其早已成瘾。通过笨贼"搞笑"视频的流行也给了人们认识泛滥"摇头水"问题的机会。

"史上最搞笑劫匪"口中的"大力"就是指联邦止咳露。

"摇头水"就是含可待因的止咳水，大量饮用成瘾者并不少见

联邦止咳露是复方磷酸可待因溶液的商品名，主要成分是磷酸可待因、盐酸麻黄碱等。这些成分组合镇咳作用很强，在正常剂量、合理使用下不足以成瘾。但因为这些成分也有中枢兴奋作用，若不遵医嘱滥用就会致人上瘾，长期大量服用可能会造成内脏和神经系统的损伤，或引起身体其他恶性反应。所以早在1998年5月，卫

生部就下发（98）第301号文件，将联邦止咳露由普通药物列为处方药管理。到了2000年，监管扩大至以联邦止咳露、奥亭为代表的"含可待因成分药物"。

虽然禁令已经颁布十几年，且管制重重，却依然阻挡不了这种类型的止咳水被曲解和滥用。

目前中国止咳水成瘾者究竟有多少没有确切的数据，但通过一些调查可窥一斑。2007年，广东省食品药品监督管理局委托省教育局在河源、惠州、云浮、韶关的公立中学和职业技术学校针对学生做的药物滥用状况（非医疗用药）调查，发现学生有过滥用药物的达12.7%，滥用率最高的药物就是止咳水。2008年的另一项针对广东地区的调查结果类似，发现青少年（高中阶段学生）存在药物滥用行为，药物滥用率为11%，滥用药物以"止咳药水"为主（滥用率为5.3%）。从全球范围来看，形势同样严峻，根据2009年国际麻醉品管理局的报告，处方药滥用成瘾已经成为新的流行趋势，美国目前处方药的滥用人数超过了除大麻以外的所有非法毒品使用者的总和。

ᥱ而某些地方的"摇头水"之泛滥，甚至形成了"文化"ᥳ

将"止咳水"当作"摇头水"使用最早是从中国香港传入内地，广东地区也是最早泛滥的地区，根据媒体报道，2010年，联邦止咳露等6大止咳水生产商共生产了止咳水2000余万瓶，绝大部分回流至广东地区，而当年广东地区医疗机构共使用止咳水不足4万瓶。

如今，"摇头水"泛滥的地区早就不局限于广东，福建、江西、浙江、江苏和东北等省区也都开始蔓延。特别是在"搞笑劫匪"所在的东北，"小泰配可非（新泰洛奇，新、老可非），带你蒙X带你飞""大力出奇迹""摇头水，喝一瓶爽一夜"，这些甚至已经成为了当地青年熟知的"顺口溜"，还有东北地区的微博网友调侃"小泰、小儿、可非，都是沈城男儿青春期指定饮品；两人一瓶小泰，摇到明天买菜"。另一个数据也能看出这种调侃并非没有根据：今年5到6月，为了全运会，沈阳对售卖"止咳水"的店铺进行了突击治理。如此短的时间内，仅在沈阳一市，就查获各种非法销售的止咳水超过1万瓶。这些止咳水多是在便利店、彩票店、药店售卖，不少卖家还伪装成房产中介公司、电动车维修店。此外，在很多城市的酒吧和夜店，还会定期推出名为"摇头水系列"的DJ舞曲。说"摇头水"已经形成了一种文化，并不夸张。

"摇头水文化"在中产和流动人口中都有蔓延，泛滥有迹可循

"摇头水"类药品在生理上的成瘾性和带来的欣快感，与"摇头水文化"的泛滥可以说是互为因果。实际上，各国的研究者们和政策制定者们都热衷于梳理"文化"和"药物滥用"的关系。

与域外相同，电子乐、夜店等流行文化掺杂了"摇头文化"元素，影响部分城市中产

近年在美国和中国都大热的美剧《绝命毒师》在某种意义上就反映了新型毒品在美国社会泛滥的现状，而其所影响的对象就涵盖了相当部分的城市中产。2013年8月初，《纽约时报》采访了不少专业人士，推出了一篇探讨"为何新型毒品流行于全球"的文章。文章介绍了一种类"摇头丸"药品近年来的泛滥，并将其复活的部分因素归结于有强节拍的电子舞曲回归。文章说这种有着令人兴奋的强节拍音乐渗透到了蕾哈娜（Rihanna）、凯莎（Kesha）和凯蒂·派瑞（Katy Perry）这样的流行歌手的作品里。2012年在迈阿密的超级音乐节上，麦当娜因为问观众："你们中间有多少人见过莫利（Molly，类摇头丸毒品MDMA的别称）？"遭到了批评。麦莉·赛勒斯（Miley Cyrus）在单曲《我们停不下来》（We Can't Stop）中唱的好像是："我们喜欢派对，和莫利一起跳舞"（她的制作人辩解说歌词是"和麦莉一起跳舞"）。

而今年在youtube上最火的系列视频之一Harlem Shake（哈林摇）其实也遵循了同样的节拍模式。实际上，这种十分"high"的电子舞曲的别称就是"摇头舞"，音乐的旋律表现为在人耳敏感的高频上呈阶梯状反复盘旋，内容机械、简

单，容易让人进入幻觉，能与"摇头"药物的效果相得益彰。

除了"摇头水系列"这种显而易见的夜店舞曲，根据戒毒机构的统计，夜店也是很多年轻人接触"摇头水"的主要地点。当然，对于经济充裕的中产来说，"摇头水"是相对安全的，但并不是唯一的选择。

中国特色的因素：高速的城市化 也使得部分流动人口产生对"摇头水"的需求

与域外不同，相较于城市中产，在中国来自农村的人口也是"摇头水文化"的重要拥趸。在数量上甚至远高于城市人口，在广东省专门成立的新型毒品管理大队广东省第二戒毒劳教所里，新型毒品类强戒人员79.02%是来自农村的流动人员。前面视频里的"最搞笑劫匪"就是这一支的典型。

为何农村流动人口更热衷于这些，原因也不难分析。《财经天下周刊》曾在一组对富士康的报道里这样描述流水线工人的夜生活："工人们从冰冷而机械的流水线中剥离出来，抖擞精神，成为迪厅里疯狂舞者，他们在震耳欲聋的音乐里尽情宣泄。"这些工人的夜生活有两大关键词：廉价与发泄。

这种模式其实是相当部分流动人口的典型生活状态，而能增加发泄效果且相对廉价的"摇头水"（几十元一瓶）自然也成为了他们的选择。此外，还有部分工人会出于工具性的目的选择"摇头水"，希望能依靠它的兴奋作用提神以熬过枯燥的加班，然后逐渐成瘾。

总体来看，美国迷幻剂研究所的创始人里克·多布林（Rick Doblin）总结了几十年来毒品的流行，也发现了毒品似乎一直与"文化"处于一种对应关系：20世纪60年代，人们为了寻找更深的"灵性"，发现了LSD（半人工致幻剂）；20世纪70年代，嬉皮士文化成为主流，大麻进入郊区家庭；20世纪80年代，可卡因助长了那个贪婪年代的放纵与任性；20世纪90年代，年轻人逃避现实，吃着摇头丸整夜跳舞或者吸着海洛因瘫倒在角落里。

而以上因素并行渗透，再加之青少年乐于接受流行文化、易受环境影响的特点，最终也影响了各阶层的青少年，使得他们成为主要受害者。在2010年惠州的一组调查里发现，80%的吸食毒品者是18~25岁的青少年，而其中60%的人是因为"好奇和觉得时尚"受害。

无知和监管缺位也给国内 "摇头水" 泛滥提供了土壤

具备生理上的成瘾性、流行文化的推波助澜，再加之对药物成瘾重视程度低和对药品流通的监管不力也使得"摇头水"越发泛滥。

相关教育缺位，对药物成瘾不了解，危害性也认识不足

根据预防药物泛滥领域的专家钟子荣提供的数据，预防药物滥用的成本仅为治疗药物滥用的1/50，但在预防方面国内做得却远远不够。根据2013年年中某医疗类杂志进行的一项在线《毒品与药物成瘾调查》，发现77.78%的网友均不知道怎样避免药物成瘾，而知道含可待因的止咳水可算作"新型毒品"的只有5.56%。

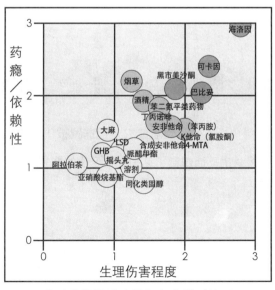

常见药物的成瘾性与危害性对比图

49

◈此外处方药品监管不力,相关法律缺位
　 也使得"摇头水"的流通不受控制◈

2007年,国家食品药品监督管理总局公布了《药品流通监督管理办法》,规定药品零售企业应按国家食品药品监督管理总局药品分类管理规定的要求,凭处方销售处方药。经营处方药和甲类非处方药的药品零售企业,执业药师或者其他依法经资格认定的药学技术人员不在岗时,应当挂牌告知,并停止销售处方药和甲类非处方药。违反规定的,药监部门将责令其限期改正。

但这个办法有些不疼不痒,并没有什么效力,很多时候只能对违反者做出行政处罚。在深圳罗湖区就有一个案例,张某在超市未取得《药品经营许可证》的情况下,违法销售成瘾性止咳水"复方磷酸可待因口服溶液",且深圳市药品监督管理局在2012年4月~2013年5月期间,对该超市进行了4次行政检查,均发现该止咳水,为此,前后4次对该超市做出行政处罚。但该超市却屡禁不止,仍在销售上述止咳水。直到2013年7月29日,深圳市药品监督管理局才将案件移交公安机关立案侦查。最后罗湖区检察院也仅能以涉嫌非法经营罪批准逮捕张某。

有人需要,再加之售卖的违法成本并不高,这就使得在一些药店、娱乐场所和互联网等渠道购买到各类"摇头水"并不难。

不能正视业已形成的"摇头水现象",又放大了恶果

上述种种因素使得"摇头水"泛滥成灾,但这种被边缘的"流行文化"并没得到重视,不恰当的戒瘾举措反而加剧了这种现象产生的恶果。

缺乏多样化的戒瘾机制：发生恶果之前几乎不管，一旦发现又处理得过分夸张

需特别指出的是，由于止咳药水在临床用药剂量下不会成瘾，其止咳作用又比较明显。在适量情况下这些药物不能算作"新型毒品"，况且多数成瘾的患者是青少年，多是由于好奇、服用药物不当、想与朋友打成一片，甚至还有人仅仅是为了考试提神这样的原因而导致成瘾，他们是受害者，一般也没有危害社会，因而把他们当成"吸毒者"来对待并不合适。

如果给这类成瘾者戴上"吸毒者"的帽子，在社会对吸毒行为的认识仍不全面的今天，这会成为这些人的终身阴影，严重影响其成长，也会对家庭造成很大的精神压力。但是如果患者家属自行主张或者迫于无奈自行在家中强行让成瘾者停止服用止咳药水，由于戒断症状的客观存在和对这个疾病的认知缺乏，不仅会给成瘾者带来身体的痛苦，而且会造成一些精神心理问题。

可见，对于内地这样戒瘾机制不够多样的情况来说，这很容易造成对"摇头水"成瘾者要么几乎不管，要管就只能安排进入戒毒所等机构戒瘾，让成瘾者显得"罪大恶极"。当然，内地在这方面也有值得肯定的进步，一些社区康复中心也逐渐承担了戒毒和戒瘾的工作（主要是戒毒，戒除这些药物依赖的配套还很不完善），不过在覆盖范围上也有差距。

不过，这一点中国香港就做得很好，很多方面都值得内地借鉴。在中国香港，各种戒瘾机构高度专门化，大部分的戒瘾服务只是针对单一的成瘾问题，很少处理多重成瘾及其他共生精神疾病。酒瘾、烟瘾、毒瘾，也包括止咳水成瘾都有专门的机构管理。而且很多针对戒瘾协会的名字很有讲究，多叫作"康复服务中心"，表明提供的是康复服务，并非什么"戒毒"。这就使得不同的人都可以轻易且没有什么负担地找到专业的戒瘾协会，加入协会后会被清楚告知需要做什么、该联系谁，后续跟踪服务也很全面，邮件追访、互助活动，甚至还有戒瘾个性化比赛，让成瘾

者在充分的社会化治疗下达到戒瘾的效果。除了营利机构外，也有以义工为主导非营利的戒瘾协会，满足不同人的需要。

> ◉结　语：如《纽约时报》所说："药物成瘾流行的部分原因在于人们想依赖药物逃避现实。"而面对"摇头水"等精神类药物泛滥的问题若仍不正视、继续逃避，必然会造成恶果。

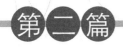

第二篇

没病也要补？
越补越严重！

　　市场上中西补药种类繁多，令人眼花缭乱，然而，盲目地服用补药对身体反而无益。即使万艾可，如果不遵医嘱自行服用，也存在诸多健康风险。越是重视健康，越不应该问道于盲。

◉李慧翔

亚健康：忽悠国人16年

在中国，有一个很火的词叫作"亚健康"。小孩子学业紧张亚健康、年轻人生活不规律亚健康、上班族朝九晚五亚健康，老年人身体机能退化也是亚健康。

既然中国是个"亚健康"大国，商家们也就纷纷献策献力，电视上的保健品广告一个比一个玄妙——总之，它们都能用各种花样改善亚健康状态。

可悲的是，追根溯源，亚健康概念始于中医自创，此概念之所以火爆，亦与商家的营销策略不无关系。国人，已被这个概念忽悠了16年。

"亚健康"概念来自中医自创

前苏联学者曾提出模糊的"第三状态"概念

20世纪80年代，前苏联学者N·布赫曼提出在疾病与健康之间存在一种"第三状态"。他认为，生活中有许多人存在着一种似健康非健康、似病非病的中间状态。"第三状态"同时也被称为"灰色状态""病前状态""亚临床期""潜病期""前病态"等。这一概念实际上十分模糊，在主流学界反响甚少。

青岛中医教授王育学受此启发，提出"亚健康"概念

在20世纪90年代中期，青岛医学院的中医教授王育学，将N·布赫曼的"第三状态"理论，与《疾病和有关健康问题的国际统计分类》中"不归类在他处"的"衰老""不适和疲劳"等字眼对应，自创了"亚健康"的中文名称。

1996年1月，《健康报》开辟了名为"亚健康学术探讨"的专栏，为国内最早刊

载"亚健康"的媒体。在由王育学写的"编者按"中，他指出"亚健康目前尚无规范性的明确定义"。此外，他还曾表示"在国外，没有亚健康这一说法"。

"亚健康"概念是伪科学

"亚健康"是个口袋，什么都能往里装

在"亚健康"的概念中，包含"精神紧张、身体不适、负担过重、浑身乏力、容易疲倦、生活不规律、饮食不平衡等"。甚至有的亚健康专家总结了24类症状。

的确，根据世界卫生组织对健康的定义——"健康不仅为疾病或羸弱之消除，而系体格、精神与社会之完全健康状态"，这世界上几乎没有一个人可以称为"完全健康状态"。健康如同数学上的"极限"，人类个体只可无限趋近，却无法达到绝对健康值。

所以，在医学实践中，只要身心各项指标正常的人，就被认为是健康人。如果被检查出病症，则被认为进入了疾病状态。

就此，"亚健康"便有了用武之地，以上种种"症状"，试问哪一个体检指标正常的人身上没有出现过呢？如果你还没有被查出确实的病症（即不是病人），那么恭喜你，你已经"亚健康"了。

据亚健康支持者言，世界卫生组织调查表明：世界上有75%的人处于亚健康状态。（此数据不知来源为何，据称为某协会副秘书长"造"出来的）

是啊，按照这些症状分析，哪个人敢说自己不符合其中一条或多条，不是亚健康呢？

"亚健康"概念经常与"慢性疲劳症"、精神类疾病混淆

王育学认为，造成亚健康的主要原因就是疲劳。另有人言，N·布赫曼的"第三状态"得到了响应——美国疾病控制中心已正式命名此症为CFS（慢性疲劳综合征）。

但这两个概念完全不是一回事，慢性疲劳综合征有国际统一标准，是一种真正的病症，在人群中发病率为0.1%左右。而"亚健康"没有任何标准，据说有70%的人具备此特性。

此外，亚健康概念中还有众多属于"焦虑症"和"情绪类疾病"范畴的病症，这些都属于精神病学的内容，是真正"得病"了，不是"亚健康"。

总之，"亚健康"概念中混杂了许多实际上"不健康"的内容，这再一次扩大了打击范围。

"亚健康"是个中国人关起门来自己玩的概念

据王育学称，亚健康的标准英文名称是"sub～healthy"。在学术论文搜索引擎中搜索中文"亚健康"或英文"sub～healthy"，作者一栏都会出现大量的中文人名。

据北京协和医学院流行病学教授黄建始称，其查遍医学文献，"亚健康"的说法仅存在于中国人的圈子里，"又是一个所谓的'中国特色'"。而目前医学科学的主要成果80%以上首先是在英文文献中发表的。英文医学主流文献中找不到"亚健康"的研究不也能说明一些问题吗？

"亚健康"概念走红实乃药企炒作

央视主持人欲说还休的一段"主持人手记"

樊登是一位曾经主持过央视《12演播室》栏目的主持人，他写下过这样一篇"主持人手记"——"国内一家家喻户晓的企业打算推出一种新的保健品，苦于没有找到热销的契机……出资数十万资助一位搞了一辈子保健工作的医生教授，去做些研究搞搞调查拿出一些令普通人民群众信服的'科学依据'。于是，全国各大小媒体都出现了一个新概念，而且从一开始就被认为是一个科学概念——亚健康。"

药业公司资助王育学搞调查

上文中主持人提到的企业和医生，应该就是指青岛某药业公司和王育学。自1996年王育学提出"亚健康"概念后，起初在学界和社会上并无多少反响。然而在1998年时，四家协会及学会一起主办了场调查，这场调查面向全国范围，以问卷方式登在《中国青年报》上，共收回有效问卷近5万份，花费定然不菲。在王育学写的《亚健康——21世纪健康新概念》一书中，专门提到了这个调查（这也是他开山立派之作），这场调查的实际承办方，正是青岛某药业公司。

在这本书的"上篇"最后一部分中，王育学专门拿出一章介绍了"亚健康与'采力'"。"采力"即这个药业公司出品的"采力合剂"，彼时还是保健品，在2010年时已经成为了非处方药。

在另一篇文章中，王育学这样写道："XX药业公司推出的保健药采力合剂，明确提出'采力突破亚健康'的醒目招示，是我国也是世界第一次提出调治亚健康状态的药物。"

而这个药业公司总经理在接受《中国青年报》记者采访时，有过如下表示——"我们与王育学教授合作，向社会推出了'采力'""我们收到许多患者的反馈，他们不但对'采力'的功效表示认可，还说更重要的是知道了'亚健康'在作怪。"

作为"市场培育者"角色的"采力合剂"，最终并未获得想象中的成功。但亚健康概念已在中国打响。

"亚健康"概念的两大受益者

保健品商家赚得盆满钵满

如同樊登所说——亚健康的厉害之处在于，它描述的所有症状几乎每个人都有，而它把有这些症状的人从正常人群中划分了出来，告诉你这是亚健康，如果不理不睬的话可能会导致如何如何吓人的后果，这是威逼。然后再说重视得早就能治好，调理调理会让你活得像个超人，这叫利诱。

反正保健品也不是药，那些症状又如此模糊，即便吃下后没疗效，顾客也很难拿这些商家如何。

中医借机打出"治未病"概念

如果在国内论文期刊库中查找"亚健康"，会出现很多和中医有关的搜索结果。

据说，中医有"治未病"的医学思想，即治疗未得病的人，预防病症。这与尚未得病却即将得病的"亚健康"简直一拍即合。

所以，"亚健康与中医治未病""中医药对亚健康的研究还需进一步加强"等文章接连出炉。

更令人惊讶的是，科技部发展计划司司长王晓方还写下了《"治未病"——医疗保障的思路创新》一文，他说："西方发达国家基于现代医学的医疗健康保障模式正在成为'供不起和不可持续的医学'……中国传统医学治未病的理念为创新中国特色的医疗健康保障之路指明了方向。"

> ◉结　语：16年前一位中医自创的概念，逐渐演变成我国最普遍的公共健康问题。这真是一个无奈的黑色幽默。

◉王 杨

"学校收童子尿"与"300万人喝尿"

2012年，南昌的一些小学男厕所中出现了收尿桶，老师还要求孩子们"小便入桶"。原来，这是在为一些私人收集"童子尿"来制药。除了质疑学校是否以此牟利之余，人们更关注"童子尿"本身。

几年前，浙江东阳一带用童子尿煮的鸡蛋热销一事曾引起很大的争议。而2001年新华社就曾经报道，有消息称我国有300多万人使用"喝尿疗法"治病。

不过，药厂收集尿液制药和"300万人喝尿"可是两回事。这也是现代医学与传统医学的区别。

现代医学中，用尿液提取物治病其实很成熟

尿激酶是一种被美国FDA批准的抗血栓类化学药品

据知情者透露，收集来的尿液用于提炼尿激酶，来生产心脑血管药品。

尿激酶由人的肾脏分泌，在尿液中可分离出来。人体内有一种叫纤维蛋白的物质，能够形成血栓，而有一种叫纤溶酶的物质能够降解纤维蛋白。尿激酶则能把没有活性的纤溶酶原给激活成纤溶酶。

所以，尿激酶其实是一种化学药品。美国FDA早在1978年就通过了雅培公司的尿激酶生产许可。而在我国，国家食品药品监督管理局也批准了此药。

不过尿激酶的发现和传统医学没有关系

许多人都以尿激酶的案例举例，来说明传统医学中的"人尿入药"是多么有先

见之明。不过，尿激酶的发现半点儿没受传统医学的"启发"。

普遍认为英国科学家MacFarlane是尿激酶的发现者。1947年，英国《自然》杂志上发表了他和另一位研究者Pilling的文章。这篇名为《正常尿液中的纤维蛋白溶解活动》（Fibrinolytic activity of normal urine）的文章提到他们发现了试管中尿液的纤维蛋白溶解现象，经过研究证实这是一种物质的作用，而这种物质就是尿激酶。

后来人们做了许多的实验，不但能够提取尿激酶，更能将其用于血栓的治疗。根据资料，我国在1978年也已经有研究机构将尿激酶用于临床试验。

尿激酶如何被美国FDA批准生产的（新药审批）

第一步，雅培公司提交新药尿激酶临床试验申请（必须包括新药物理化学资料、动物实验资料等）。

第二步，申请生效后，动物实验和人体实验需要同时进行。而人体实验包括三个阶段：

第一阶段——对象一般是健康的志愿者，人数5到10名。对剂量、副作用、初期药代动力学进行实验。

第二阶段——对象为患者，人数至少100名。了解药物的疗效、用途、短期毒性及药物相互作用。

第三阶段——对象多数是患者，数百人到上千人，在医学中心进行。确定剂量，采用双盲试验，与对照药比较，观察长期服药的副作用。

第三步，雅培公司上交材料，提出尿激酶的生产和上市申请。美国FDA的消费者安全官员检查上报资料是否完整。检查完毕后，再由药理、化学、药物动力学、细菌学等专业人士来审核，撰写审核报告并呈交更上一级主管。最后，美国FDA召集咨询委员会人员，详细讨论实验结果。

第四步，180天之内，美国FDA给出答复，批准了雅培公司的申请。

根据美国FDA的资料，1978年一共有121个新药提交了上市申请，通过了86个，雅培公司在这场漫长的新药申请中总算是翻身了。根据一般数据，新药从研发到批准需要8年。投入当然是有回报的，根据后来的数据，这种药一年能为雅培公司带来2.5亿美元的收入。

以上过程中最值得一提的就是大样本随机双盲试验。因为安慰剂效应的存在，也因为一些病本来就能自愈，所以这是现代医学中公认的确定疗效的利剑。

需要说明的是美国FDA批准的范围是治疗肺阻塞。而美国FDA并不认为实验结果能支持这种药能治疗其他的血栓类疾病。加拿大卫生署也批准了尿激酶，不过治疗范围大一些，还包括清洁静脉导管等。2001年，有公司申请了用尿激酶来治疗急性呼吸窘迫综合征的上市许可，结果被美国FDA驳回。

1998年，雅培公司的尿激酶因为生产不规范，有传染风险而被美国FDA叫停4年（生产监督）

雅培的尿激酶并不是在人的尿液中提取的，而是在死亡的新生儿的肾部组织培养液中培养提取的。在1998年，美国FDA在检查中发现，雅培让一个叫作BioWittaker的公司来代工，该公司从有传染病的人的肾脏组织中提取物质，而一些该做的对新生儿和母体的检查都被忽略了。总之，许多程序都不符合药品生产质量管理规范（GMP）。

所以美国FDA认为，雅培公司的尿激酶有传染疾病的风险，美国FDA随即叫停。不过美国FDA其实一度恢复了尿激酶的生产，只是要求其在包装上加上——"生产该产品所提取的肾脏细胞是从许多有传染病（包括热带传染病）的高风险人群中来"。

几个月后，美国FDA再次叫停。这次是一家公民组织的功劳。公民运动健康研究组织（Public Citizen's Health Research Group）调查发现，雅培的肾组织来自哥伦比亚的一家医院，而那些胎儿和新生儿有患热带传染病的可能。事实上，美国FDA在一般人眼中够严厉了，但是在公民运动健康研究组织眼里还不够。他们认为美国FDA袒护大药商，因此常常和美国FDA对着干。自1971年创办以来，该机构已经让32种上市医药下架或让监管机构对其副作用提出公开警示，让制药巨头们损失惨重。

2002年10月，经过一番努力，雅培公司的尿激酶再度通过美国FDA的许可。在说明书上，雅培公司注明，这种药物是在死亡28天以内（非传染病致死）的新生儿的肾脏组织培养液提取，新生儿与母体都要接受包括C型肝炎病毒在内的一系列测试。

不过在缺席市场的4年内，市场上的同类型产品占有了大量的市场份额。尿激酶不复当年之勇，2006年尿激酶被雅培公司转卖出去。经过二次倒手之后，握有该品牌的MICROBIX公司找到一家印度药厂合作，不过现在还在再开发阶段。也就是说，现在美国市场上没有尿激酶。

其实，美国FDA在报告中也说，没有发现任何一例感染个案与尿激酶有关。但是，雅培就因为生产不规范而被取消了资格。让这个曾经一年为公司赚两三亿的王牌药就此没落。而在国内，就拿前些日子的"毒胶囊"来说，并没有受到太严厉的处罚，几番危机公关后，又静默了。

对比起来能看到，"小作坊从学校收童子尿"其实健康风险很大

从学校收童子尿的逻辑在于，药厂认为小孩子的尿液比大人健康，风险不高。不过，记者调查发现，其实是小作坊将尿液初步提炼后再卖给大一点儿的公司。从医学的角度来提炼尿激酶，首先要保证尿液来自健康人体，其次是尿液在8小时之内必须提炼，这样才能保证尿液的新鲜。私人收集尿液，提炼尿激酶的工艺安全性要打个问号，虽然学生的尿液会相对健康，但是学生是否用了抗生素、尿液是否变质这些问题需要专业机构来验证，肉眼可判断不了。而小作坊主自己是怎么判断的呢？他们说："尿清，不浑，那就是好尿。"

这样的健康风险自然不能忽视。这药要注射到体内去，想必每个人想到都会打个哆嗦。

不过，这和传统医疗的"喝尿"是两码事

尿激酶能治血栓不代表"喝尿"也有此功能

尽管尿激酶的发现没有受传统医学的"启发"，仍然有人拿这个证明"喝尿疗法"确实是治病的。

这可不是一回事。根据资料，每千克尿液可以提取5000单位的尿激酶，而根据说明书和临床试验数据，在治疗中经常一次就给药几万乃至上百万个单位。

可是一个人不可能一口气喝几千克的尿。同样的，如果尿液中真的有其他能治病的活性物质，也需要计算剂量，而普通尿液95%都是水，活性物质很少。

古今中外，许多人都相信"尿"有奇效，认为"尿"能治百病乃至癌症

国外有个"替代疗法"叫"喝尿疗法"（urine therapy）。不管是古埃及、古印度，还是17世纪的法国都盛行此道。最为夸张的是，印度前总理德赛公开在电视节目《60分钟》说喝尿让自己保持健康。BBC记者也在泰国发现，许多人相信尿能治疗癌症。

而在我国的传统医学中，人尿也是可以入药的。《本草纲目》称人尿："咸，寒，无毒。寒热头痛，温气。童男者尤良（《别录》）。主久嗽上气失声，及症积满腹（苏恭）。明目益声，润肌肤，利大肠，推陈致新，去咳嗽肺痿，鬼气病。停久者，服之佳。恐冷，则和热汤服（藏器）。止劳渴，润心肺，疗血闷热狂，扑损，瘀血在内运绝，止吐血鼻衄，皮肤皱裂，难产，胎衣不下，蛇犬咬（大明）。滋阴降火甚速（震亨）。杀虫解毒，疗疟中（时珍）。"

所以，人尿被认为"性寒"，在《本草纲目》中有一百多条关于人尿的方剂。总结起来，人尿可以滋阴降火、止血消瘀。而实际上，尿激酶最大的副作用就是可能引发严重出血，可见"止血"一说很荒谬。

和许多传统的"以人入药"的疗法一样，用"尿"治病更多来自迷信的原始思维

据学者考证，我国现存最早的药物学专著《神农本草经》应该成书于东汉时期，受到严重的"得道成仙"思想的影响。它的卷首就是，"久服通神明，不能，能化为汞（丹砂）""久服轻身延年（云母）""久服耐寒暑，不饥渴，不老神仙（玉泉）"等。都是让人通往"神仙"的"好用品"。也说明"中医药物学知识就是在这么一种浓厚的巫韵中，以研究长生、通神明、成神仙为首务的气氛中发展起来的。"（据《走出巫术丛林的中医》，何裕民，张晔，文汇出版社）而在传统文化方面造诣极其深厚的中国台湾学者龚鹏程在他的文章《以人入药》中提到"以人入药与道教尤其渊源"。

龚鹏程认为"以人入药"可以分为三类：第一类，人肉、人血等，属于人身上的一部分；第二类，人尿、人耳屎等，属于人的排泄物、分泌物；第三类，则是死人枕、夫衣带、妇女裤腰等，跟人事有关的药。

在第一类中，有身体崇拜的性质，比如认为人血有灵力。当然也有"以形补形"，或者"物以稀为贵"的考量。这类药甚至被称为"大药""至药"。第三类，则是一种活脱脱的巫术，例如难产就把丈夫的衣带烧成灰喝下。

值得一提的是，人尿这种污秽之物，怎么就成药了呢？这类似于"福兮祸之所依，祸兮福之所倚"的物极必反思维，越是污秽的越变成了"圣物"。其实不光人的排泄物，许多动物的排泄物一样被入药，就像本书《中国孕妇的保胎荒唐剧》中提到的"犬尿泥"一样。而童子尿这种东西来自"干净"的童子，当然"至纯至秽"，就好像武侠小说里的"至阴至阳"一样受追捧。

在世界范围内，都存在"以人入药"的问题，在南非甚至还发生过骇人听闻的"杀童入药"丑闻。

实证主义哲学创始人孔德提出人类"认识演变的重大规律"，即无论是个人的或族群的各种思辨或知识门类的发展，都先后经历三个不同阶段：神学或虚构阶段、形而上学或抽象阶段和科学或实证阶段。在神学阶段，各种现象被看成一些超

自然主体活动的结果，这些超自然主体的任意干涉，被用来说明宇宙间一切貌似反常的现象。其最直接、最明显的形式就是拜物教和巫术。而用人的粪便等污秽之物来驱走病邪属于人类早期的"感应巫术"。可见，这是人类在旧时的普遍问题，而不是一国一民族的特殊问题。（本部分内容参考祖述宪《关于传统动物药及其疗效问题》）

当然，随着时间的推移，很多传统医药也开始有了经验累积。只是经验恰恰是不足以证明确切疗效的，需要的是实证研究。比如一个人喝尿之后发现自己血脂降了，可能真正原因其实是他素菜吃多了，再加上安慰剂效应、自愈功能等的作用，可见经验并不可靠。

还有一个问题是，人们以自己的尿入药其实是不要成本的。这也是物质匮乏的人们很自然的选择。

事实上"喝尿"就跟"喝海水"一样，很可能让人脱水，传统疗法的副作用值得警惕

全球销售量最大的生活科技杂志Popular Science（中文刊名为《科学新时代》）曾经撰文讨论过"喝尿"的问题。文章说，尿液中除了水外其余的5%对人也没好处——不然你的身体也不会特意将其排出体外。这部分的尿液包含氯化物、钠、钾等各种人体剩余的电解质。尿液中还有一些酸，是肾脏排泄出的多余有毒物质，尽管只有大量饮用才会对人体产生危害，但过量的钠会带走细胞水分、让人脱水，而过多的钾则会引起突发性心脏病。医生说，"这就像是饮用海水"。英国饮食协会的海伦·安德鲁斯也认为"喝尿"像是喝海水，并且可能破坏肠道健康。

而尿激酶则不同，经过了大量的临床试验和市场反馈报告后，人们很清楚此药的副作用有哪些，也清楚怎么抢救。

因此，我国尝试"尿疗"的几百万人，请更谨慎

无奈的是，"喝尿疗法"并非天方夜谭，也不是个例。世界范围内都有许多"喝尿疗法"的拥趸。一些传统医师也在很认真地考虑和研究此方法。在中文期刊论文资料库中能看到大量的此类研究资料。据新华社2001年的报道，来自辽宁省一次尿疗学术研讨会上的消息说，辽宁有3万多人是尿疗的实践者，而我国有300多万人在采用尿疗治病。

> ⊕结　语：第一，尿液入药，靠的不是神灵也不是经验，而是实证，美国FDA批准与监管尿激酶可做范本。第二，小作坊收购童子尿，提纯卖给药厂；小作坊从皮革提取明胶，卖给药厂……这样的现代医药制造也让人无语。而美国FDA与尿激酶也是范本。

◉王 杨

螺旋藻：不补身，反有毒？

2012年春，国家食品药品监督管理局公布了两次大相径庭的螺旋藻保健品抽查结果。第一次13个品牌重金属超标，第二次却除了1家外，全部合格。

在惊讶于两次检验的迅速变脸外，各大媒体也开始追究起这种国人"喜闻乐见"的保健品究竟价值几何。有人甚至直言，螺旋藻的营养价值等于普通野菜，算起性价比来，那更是不如了。而铅超标疑云也让很多人充满恐慌。

到底螺旋藻身上有没有披着"皇帝的新装"？又是否对人体不补反害？

螺旋藻到底营养不营养？

螺旋藻确实还算是不错的食物

1983年，美国微生物学会的《微生物学与分子生物学综述》期刊上发表了意大利生命工程学教授奥·西费利一篇名为《螺旋藻：可食用的微生物》的论文。美国微生物学会的期刊是微生物学领域最杰出的出版物。

论文提及，螺旋藻分别在乍得和墨西哥被发现。之所以引起科学家的注意是因为它的蛋白质含量相当高，达到了干重的50%以上（后来研究证明为62%～68%）。并且，螺旋藻中含有人体所有必需的氨基酸。

不过，在这份1983年的论文中西费利就明确表示，螺旋藻的蛋白质比不上肉类、蛋类和牛奶。因为，螺旋藻在蛋氨酸、半胱氨酸和赖氨酸这三种氨基酸的含量上不足。

67

比上不足比下有余，螺旋藻的蛋白质要比包括大豆在内的很多植物都要好。

除了蛋白质含量超高这个特点外，螺旋藻还富含B族维生素（其中B$_{12}$被一些研究认为不被人体吸收）、不饱和脂肪酸、矿物质、类胡萝卜素和很多天然色素……说它是一种优质食物也不为过。

因此，许多专家学者都看好螺旋藻在贫困地区推广，帮助消灭饥饿

在螺旋藻的推广语中，见得最多的就是"被联合国粮农组织誉为'21世纪最理想食品'"。这个赞誉在联合国粮农组织的官网上还真是没有。不过，却有另外一份报告，这份2008年的报告主要是为了在布隆迪、喀麦隆、多米尼加等几个国家"用螺旋藻消灭饥饿"。

因为螺旋藻种植成本不高、蛋白质含量挺高，对于在饥饿中的人来说，吃肉奶禽蛋是奢望，能够用螺旋藻果腹，保证营养就很不错了。

在世界卫生组织的官网上也有类似的报告和倡议，这大概就是所谓"21世纪最理想食品"的来源。

对于吃得饱、穿得暖的人而言，用螺旋藻来补充营养纯属"多此一举"

美国普度大学食品工程博士云无心算过一笔账，每天吃5克螺旋藻干粉已经花费不菲，其中所含有的蛋白质不过3克左右，跟100毫升牛奶相当，还不如50克豆腐来得多，而人体一天需要几十克蛋白质。所以美国FDA和美国癌症研究院（AICR）都认为，考虑到螺旋藻制品的服用量，它所含的蛋白质完全可以忽略。

当然，这就产生矛盾了，联合国粮农组织和世界卫生组织之所以在贫困地区推行螺旋藻就是因为它便宜、好种植，可中国消费者们买到的螺旋藻干粉却动不动就上百一小瓶。

这当然就因为人们被灌输了一种思想——螺旋藻有额外的保健功能。

螺旋藻到底保健不保健？

能减肥、防辐射、治癌症……螺旋藻似乎无所不能

人们会买螺旋藻当然不是冲着它蛋白质含量高，主要还是各种广告上吹嘘的神乎其神的功能，比如螺旋藻能够减肥、降血脂、防辐射、防治癌症、提高免疫力……基本上市面上所有保健品所宣称的功效在螺旋藻身上都能够找到。到底螺旋藻是保健品的"集大成者"还是个"大忽悠"呢？

有许多在"小白鼠"身上的研究（国内尤其多），企图证明螺旋藻的各种保健功能

实际上，在国内外的许多业界文献上都可以看到关于螺旋藻各种功能的科研，而在中国杂志上特别多。这些研究最具代表性的有三方面：1. 提高免疫力；2. 防辐射；3. 抗癌。

以提高免疫力来说，《中国食品卫生杂志》2011年第23卷第1期有一篇名为《螺旋藻产品活性物质检测与免疫功能研究》的论文。科研人员认为，螺旋藻提高人免疫力靠的是活性物质——类胡萝卜素、γ-亚麻酸、藻蓝蛋白、螺旋藻多糖。而这项研究还用小白鼠做了实验。事实上，前两类物质在其他生物上也很常见，甚至含量更多。藻蓝蛋白和螺旋藻多糖稍显特别。不过，在其他的国内研究中，多数是在研究怎么把这两种物质给提纯，毕竟在螺旋藻中，这些物质含量太少，且前者也不稳定，温度超过70℃或者离开了中性环境，就很可能被破坏了。

以防辐射来说，最出名的"故事"就是，切尔诺贝利核事故之后，日本人带着螺旋藻去了，拯救了孩子们。这样一个热血的故事却仅仅是传说，否则，福岛核事故的时候怎么不见日本人揣着螺旋藻喊没事儿？而螺旋藻广告除了搬出日本人，也搬出了美国FDA，号称美国FDA都认证了。遗憾的是，美国FDA并不认证"膳食补充剂"，相反，还会对夸大功效的螺旋藻品牌罚款或者拒绝进口。

当然，在国内外也有不少关于螺旋藻防辐射的研究，基本都拿小老鼠来当试

验品，而小老鼠会被喂大于人体口服剂量几倍到几十倍不等的螺旋藻片后再接受辐射。结果有研究发现，螺旋藻可能对亚慢性辐射有保护作用。

以抗癌来说，除了小老鼠之外，甚至有病人被用来做过实验。上海某区医院血液科在治疗恶性血液病的时候采取了化疗+螺旋藻辅助的方式，还把病人分成了治疗组和对照组。结果发现，在定期疗效上两组并没有明显的差别，但是该论文特别表示，在"不良反应"和"改善病人生活质量"上，螺旋藻是有用的。

另外，还有一项日本的在人体上的实验显示，螺旋藻可以降低胆固醇，但样本极小。问题是，各位消费者该如何看待这些研究呢？

许多研究是初步结果，却被过度解读，还可能存在利益链条

细心地查看会发现，其实国外关于螺旋藻的研究不多，几乎国外论文的参考文献都会提到大量的中国论文。可是，如果往前追溯会发现，原来的中国学者关心的可不是螺旋藻的保健价值，而是饲料价值。1989年的《中国畜牧杂志》上有一篇名为《螺旋蓝藻的营养价值评定》的文章，就已经很详细地检测分析了螺旋藻含有的各种物质，文末提出，螺旋蓝藻饲喂效果和饲料转化效果均相当于进口优质鱼粉。螺旋蓝藻是很好的蛋白质饲料（实际上，因为螺旋藻含有不错的天然色素，日本人很早就拿它来喂观赏鱼类，以便鱼的颜色更好看）。

如今，研究螺旋藻的阵营在南北各有三所院校，有两所院校自身就开发出了螺旋藻专利，甚至拥有品牌，早已面向消费者。还有一所院校所处的地区目前刚建成全国最大的螺旋藻产业基地。

而上文提到的那所区医院则在论文中直接说了，螺旋藻是由重庆某某品牌赞助。其实，改善化疗病人的生活质量这样的形容实在很虚。

一方面，高校能够把科研成果转化为效益是好事，另一方面，不免让人觉得这些研究成果有利益瓜葛，可信度打了折扣。

当然，更为重要的是，这些成果基本上都限于试管实验、动物实验，临床试验

少之又少。美国国立卫生研究院列出了所谓的螺旋藻减肥、抗抑郁、治疗经前综合征、提高免疫力、降低胆固醇等17项常见的"保健功能"，指出这些都缺乏足够的科学支持。

云无心说得更直白，许多研究显示了一些"有效"的结果——这些结果往往被商家过度解读，言之凿凿地告诉消费者们"科学研究表明：螺旋藻具有什么什么功能"。然而在科学上，这些都是很初步的研究，即使是研究者们，也往往是说"可能有什么什么功能""需要进一步的研究"。如果一项功能的科学证据在20年前是"很初步，有待于进一步研究"，10年前还是"很初步，有待于进一步"，到了现在依然是"很初步，有待于进一步研究"，那么它是否真的存在就很难说了。（本段内容根据云无心《螺旋藻这种野菜》整理）

来自联合国粮农组织的一组数据是，2010年中国一共生产了6.23万吨的螺旋藻，第二名智利是6000吨。如此庞大的规模，可以想见，利益链条该有多错综复杂。宣传常说，美国人爱螺旋藻，日本人爱螺旋藻，欧洲人爱螺旋藻……其实，中国才是"螺旋藻大国"。

螺旋藻到底安全不安全？

没被污染的螺旋藻"可能是安全的"

美国国立卫生研究院给出的官方说法是，没有被污染的螺旋藻"可能是安全的"（possibly safe）。

不过，对于孕妇、哺乳期妇女、自身免疫系统疾病患者和苯丙酮尿症（一种常见的氨基酸代谢病）患者来说，出于风险考虑，应该禁用。

另外，2002年6月刊的《药物强化性食品杂志》（Journal of medicinal food）刊登文章称，补充过多的螺旋藻会让大量的外源核酸进入体内，这样会增加肾脏的负担，让身体内产生更多的尿酸，而尿酸过多很可能引发痛风。所以有肾病的人不适合服用螺旋藻。

而一些国内专业期刊也提到，在检测螺旋藻的成分后发现，不同的品牌之间各种成分的含量差异太大，有的连基本的蛋白质跟别的比都要少好多。

目前检测出的含铅量虽远低于"安全标准"，但还是能免则免

在两次的螺旋藻抽检中，分别按照铅含量"小于0.5毫克/千克"和"小于2毫克/千克"为标准。事实上，这是引用国家标准的不同，这也让消费者困惑不已。

长期摄入很低剂量的铅，可能导致神经、肾脏以及血液等系统的损伤。对于儿童的危害更加明显，容易导致发育迟缓、认知能力低下。根据目前的科学数据，认为每周每千克体重摄入量不超过25微克，对健康的影响还可以接受。这个"安全标准"，相当于一个成年人每天摄入200微克。所以如果成年人每天吃5克的螺旋藻，以每克含有2微克铅来算，一天是10微克，远低于"安全标准"。不过，在生活中，可能重金属污染源很多，当然就要小心为上，能避免摄入就避免。并且按照之前最高超标820倍的说法，就是每克含有4.1微克了。（本段内容根据云无心《螺旋藻中的铅》整理）

最重要的是很少被提到的微囊藻毒素污染风险——毒性很强的肝肿瘤促进剂

20世纪70年代，中国进行了第一次死因回顾调查。复旦大学公共卫生学院前院长俞顺章教授及其同事注意到，某些饮用沟塘水的地区肝癌死亡率比其他饮用深井水或自来水的地区高出10倍以上。俞顺章决心查明这个公共卫生领域的神秘现象。20世纪80年代初，他与中国科学院水生生物所何家苑研究员等人合作，从沟塘水中分离出微囊藻毒素，并怀疑微囊藻毒素是肝癌的诱因之一。沟塘水的富营养化会造成蓝藻疯长，从而释放出微囊藻毒素。如今，许多研究表明：微囊藻毒素的毒性很强，是一种强烈的肝肿瘤促进剂。

1996年至1999年间，美国俄勒冈健康部门曾对市面上87种蓝菌及螺旋藻保健食品

进行测试，发现其中竟然有85种保健食品均含有微囊藻毒素。那么，中国又如何呢？

2003年7月的《卫生研究》学术刊物上曾经刊登了《螺旋藻类保健食品生产原料及产品中微囊藻毒素污染现状调查》一文，中国疾病预防控制中心营养与食品安全所的研究员们于2002年7月~8月对江苏、云南、福建和广东我国主要的螺旋藻生产基地的33份水源水、160份养殖用水、86份螺旋藻浆、70份螺旋藻原料粉进行了微囊藻毒素的测定，同时随机采集了上述四省的19种71份市售螺旋藻产品。结果，四省市场销售的71份螺旋藻产品中均可检出微囊藻毒素，平均含量为317.2纳克/克。倘若每日服用4克的话，就已经超过了美国俄勒冈州卫生局制定的每天1微克/克的限量标准了。

因此，学者们呼吁我国尽早就螺旋藻的微囊藻毒素安全值制定标准。无奈9年过去了，标准还是1997年的那份。而这样的调查再也没有公开看到。

当然，这也告诉大家，螺旋藻不是来自"神秘"的深海，而是在湖泊人工养殖的。

混乱的保健品市场实在让人不放心

保健品市场有"三乱"

第一乱：品种繁杂难辨真假，70%以上的保健食品存在虚假、夸大宣传现象。

资料显示，近年来我国经卫生部、国家食品药品监督管理总局批准注册的保健食品达9900个，地方各级卫生部门批准的各种"食字号""健字号""监字号""监健字号"等五花八门的保健食品更达5万种之多，每年销售额为600亿到650亿元。中国消费者协会的一项调查显示，我国70%以上的保健食品存在虚假宣传、夸大宣传的现象，有相当比例的保健食品为假冒产品。

第二乱：非法添加"药"成分，保健食品非但不能补身，反而可能"夺命"。

有关部门在上海等地进行专项调查，在抽验的207个批次的保健食品中，有197个批次的产品添加了"伟哥"、降糖、减肥类的化学药品，占95%，令人触目惊心。

第三乱：价格混乱欺诈多，狂轰滥炸式广告的高额费用，也转嫁到消费者身上。

目前，市场上的保健食品往往以所谓"全国统一价""某某地区总代理"等名义任意抬高价格，加上狂轰滥炸式广告的高额费用，导致有的保健食品比同类型的商品价格高出几倍甚至十几倍，严重损害了消费者的利益。（本部分根据廖海金《保健食品行业三大乱象》整理）

◎有寻租、无监管，乱象丛生不足为奇◎

有人说我国保健品市场的入门门槛太低，所以鱼龙混杂。实际上美国的入门门槛更低，美国FDA并不审批"膳食补充剂"（保健食品），但是在产品上市后美国FDA的巡视员会到处取样、抽检，同时也会处理消费者的不良反应报告。

而在我国，获批的保健食品外包装标注"国食健字"字样，为天蓝色，呈帽形，俗称"蓝帽"。根据新华社记者的采访，某螺旋藻生产企业负责人介绍，该企业平均每个"蓝帽"产品的中介申报费用为30万元～50万元，迄今共花费1000多万元。"有些中介的老总一年能挣几千万"。（参见《保健品"蓝帽"隐黑幕》）

如此重审批、轻监管的模式下，权力的寻租空间太大，又怎能不乱象丛生？

◎结　语：不久前又爆出了"皮革胶囊"的消息，许多保健品厂也涉嫌违规、这更让人对保健品乱象感到不安。其实，对身体最负责的方式就是合理膳食、多多运动。

◉王　杨

假血燕：鸟粪熏出的毒补品

血燕是燕窝里最为"金贵"的一种，传说它是金丝燕啼血筑成的。2011年却爆出中国市场上的血燕基本都是假的，还含有大量的有毒物质——亚硝酸盐。

这一曝光不得了，甚至出现了一个出尽洋相的"山寨新闻发布会"——有人冒充马来西亚官方，号称亚硝酸盐没超标，并且洗洗泡泡就掉了，意图挽回市场。此事被媒体揭露之后，中马两国都大为震惊。

中国市场上的确没有真的血燕，假血燕的炮制方法更是恶心。

鸟粪熏出的"毒血燕"横行中国市场

血燕变身"毒燕"，"毒物"含量最高是国标的350倍

浙江省工商局日前发布了血燕抽检报告，根据537个批次的检测结果显示，血燕中均含有高含量的亚硝酸盐，不合格率100%。抽查的血燕平均亚硝酸盐含量达4400毫克/千克，最高的超过了10 000毫克/千克，是国家食品安全标准的350倍之多。

无独有偶，今年6月，广东也查获了很多亚硝酸盐含量很高的"染色血燕"。

亚硝酸盐具很强毒性，一般来说，亚硝酸盐的中毒剂量为0.03～1.5克，如果摄入3克以上，就将达到致死剂量，另外，长期摄入，也增加了罹患胃癌的风险。

而据浙江工商局的实验，亚硝酸盐含量达到1000毫克/千克的血燕在浸泡10多个小时后，含量还有300多毫克/千克，并不是那个假记者招待会说的——洗洗泡泡就掉了。

❀中国市场一个月消费的"血燕"量却比马来西亚年产量还多百倍❀

燕窝产于东南亚各国，是雨燕科金丝燕及同属燕类筑在海岛的悬崖绝壁上的窝巢，主要成分是凝固的唾液，掺杂一些海藻、羽绒的杂质。有传说称，血燕是因为金丝燕以为鸟巢还没有建造好，所以忍着不产卵，啼血而成。其实，这是商家为了卖大价钱而编的谎言。因各个山洞不同的地理环境、气候温度、湿度，加上窝巢常年在岩壁上所产生的氧化作用结合起来，导致形成的燕窝会带有颜色。而燕窝呈现红色是因为燕窝含有不少的铁和矿物质。因为红色的燕窝非常少，所以就"物以稀为贵"了。实际上，血燕比起白燕并不高级，甚至营养还不如后者。

80%～90%的血燕产自马来西亚婆罗洲，印尼和泰国的血燕产量微乎其微。深谙燕窝业门道的马拉西亚华人Alex说，血燕的产量非常低，以马来西亚盛产血燕的东马婆罗洲来说，几千个出产洞燕窝的山洞里，血燕的产量每年还不到1吨。在马来西亚，80%的血燕被当地人抢购一空，最终输入中国的，每月最多只有几十千克。但是，据他的统计，中国每月市场上的血燕消耗量达到了两三百吨，换言之，中国一个月的销量是马来西亚一年产量的几百倍。而中国卖的血燕，几乎都是假的。

❀山寨血燕多是用鸟粪熏出来的❀

有人以为山寨血燕就是将白色的燕窝用色素染红就是了，其实不然。据马来西亚当地媒体报道，做山寨血燕的人从来不吃它，因为实在太脏了。在一名马来西亚商人提供的"血燕"制作录像中，记者看到，白燕窝被整整齐齐摆放在一个盒子里，上下都盖上燕子粪便，然后打开取暖器对整个环境加热，一周后打开盒子，燕窝就成了"血燕"。"燕窝+燕粪+加热烘干"，血燕就这么出炉了。

这样做出来的血燕为什么含有很高的亚硝酸盐呢？这是因为鸟粪中含有氨，长时间暴露在空气下就会产生亚硝酸盐。当然，在这样的条件下生产的"血燕"不仅含有毒物，也非常不卫生。

白燕也"山寨"，燕窝市场乱象丛生

白燕也造假，正规生产的也未必卫生

不光是血燕，白燕也有很多山寨的。据知情人爆料，燕窝都是以克计价，所以很多商家采用了涂食用胶、掺水等手段进行增重掺假。"只要在普通燕窝盏表面涂上薯粉、米浆、果胶、白木耳、树胶，就可以使燕窝盏增重，变得厚实。这样做极不容易被消费者辨认出来，还可卖更高价格。"

除了给燕窝增重外，还有不法商家直接炮制假燕窝：首先将少量真燕盏用水浸透，1～2个小时后燕盏分开变成一条条燕丝。下一步是用印尼特产的"调制胶水"把真燕丝和大菜糕混合在一起（大菜，是含有丰富胶质的海藻类植物，被视为鱼胶代用品，大菜糕是类似布丁的甜品），逐条铺在半圆形的模具内，风干一晚，就成了真假难分的燕盏。（本部分内容根据《钱江晚报》的记者调查整理）

实际上，即使是正儿八经的燕窝，也可能不卫生或者亚硝酸盐含量很高。这是因为，随着燕窝的需求量越来越大，马来西亚、印尼等地也开始了"家养燕窝"的产业，人们专门建屋并播放高仿真金丝燕叫声，吸引燕子前来栖息和筑巢。这样生产出的燕窝，就叫作"屋燕"。屋里过于干燥，燕子就会制不了窝，然后飞走。因此，燕农们就要反复地加湿。加湿方法不当会让屋内细菌丛生，也会让鸟粪堆积，粪水被重复使用，这样生产出来的燕窝不仅亚硝酸盐会超标，也很不卫生。

"世界第一大燕窝消费国"的燕窝多是从非法渠道进入

中国本土的燕窝产量极少，每年只有全球产量的万分之一，几乎可以忽略不计。而中国是全球最大的燕窝消费国，所以大量的燕窝需要进口。根据海关方面的资料，2008年从马来西亚进口的燕窝是0.379吨，2009年是6.218吨，2010年是8.689吨，2011年1月～6月是5.068吨。而根据马来西亚国内的估计，该国每年燕窝产量达到60吨，90%以上的出口地是中国。也就是说，大量的燕窝是从走私等渠道进入到中国的，也就没有经过任何检疫。

　　为什么不走正规渠道？一方面燕窝价高，有市有价，另一方面，走正规渠道的税率加起来在40％以上。所以，不法商人绞尽了脑汁，希望能多赚，其中就包括掺假和走私。

　　另外，经中国质检总局批准的输华燕窝产地只有马来西亚、新加坡，其他国家均未解除禽流感疫区的警报。但是印尼等国所产的燕窝在中国市场上却非常多，这些燕窝不少都是经过马来西亚辗转进入中国的。

　　即使是正规进口的，质量也不一定有保证。据马来西亚业内人士透露，有不良商家先把好的燕窝送到中国化验，然后再偷龙转凤，利用认证，将质次的燕窝送到中国。并且，中国对燕窝的品质是没有任何官方标准的。（本部分根据新华网"问题血燕"再追踪整理）

❧华人的需求让燕窝30年价涨100倍，不法商人利欲熏心❧

　　据马来西亚当地媒体报道，30年前，0.5千克燕窝在当地售价不到20令吉（马来西亚货币单位，1令吉＝2.1元人民币左右），现在却涨了100倍。

　　中国市场对马来西亚的燕窝市场影响巨大，自从爆出"毒燕"丑闻之后，出口中国受阻，当地的燕窝价格急剧下降，平均每千克下降了400～500令吉。所以，那个"山寨新闻发布会"对于很多商人来说，就自然而然得开了，只是弄巧成拙了。

　　当然，正是中国市场需求巨大，才使许多不法商人利欲熏心，制造假燕窝。

燕窝的四大谎言和两大潜在危害

❧谎言一：燕窝是营养圣品❧

　　燕窝被当作滋补佳品，许多宣传资料都说它营养丰富，其实并非如此。燕窝中含有50％的蛋白质、30％的碳水化合物、5％的铁、3％的其他矿物质及1.4％的纤维素。但是，燕窝的蛋白质主要是上皮细胞分泌的黏蛋白（换句话说也就是口水），其中只含有一种必需氨基酸。而人体需要8种必需氨基酸，13种条件性必需氨基酸，因此，燕窝的营养价值极低。

生物与食品工业专业博士云无心表示，从营养学的角度来说，燕窝实在是乏善可陈。人们能从燕窝中找到的任何营养成分，都可以通过其他普通食品获得，甚至更为优越。比如蛋白质，燕窝就不如鸡蛋牛奶"优质"。

至于燕窝是否含有某种未知的神奇物质呢？科普作家方舟子说，这种神奇物质如果存在的话，含量必然极其轻微。燕窝、雪蛤膏的每次用量不过几克，其中的未知神奇物质含量更是少得可以忽略不计了，否则这该是多么强大的物质啊？

❧谎言二：燕窝能够保胎❧

据称，孕妇是食用燕窝的一大群体，因为传说燕窝可以"保胎"。从生理学上说，人为什么会自然流产还不完全清楚。大多数情况下，自然流产跟胎儿的染色体异常有关。染色体是遗传物质的载体，染色体异常意味着胎儿有了基因方面的缺陷。这种缺陷一旦发生，是不可能通过母亲吃什么东西来改变的。换句话说，对于因为染色体异常造成的自然流产——这是自然流产最常见的原因，目前还没有什么有效的措施来解决，吃燕窝自然也没有用。

其他跟自然流产有关的常见因素还有激素、感染、吸烟、药物反应、过度饮用咖啡、辐射、接触有毒物质等。产妇高龄和遭受巨大心理创伤也会增加自然流产的风险，这些因素具体如何增加流产风险尚不清楚。不过，吃燕窝不会减轻这些因素的影响，也就无法对这些因素导致的流产产生"保胎"作用。（本部分根据云无心《燕窝能否"保胎"》整理）

❧谎言三：燕窝能够补脑❧

在许多妈妈中，流传着一个说法，燕窝能提高智商、改善记忆力和注意力。因此，有钱的妈妈们都给自己的小孩儿买燕窝吃。但是，一项刊登在《美国医学协会》杂志上的调查显示，现在还没有充分的证据证明燕窝能提高大脑的认知力。比起燕窝，坚果、种子和油性鱼类中所含有的必需脂肪，更能够改善大脑的活动。

谎言四：燕窝能够美容养颜

许多女明星都声称常吃燕窝来养颜。有一些保健品厂家这样宣传："燕窝中含有胶原蛋白，可以保养皮肤；同时还有表皮生长因子，可以延缓衰老。"的确，胶原蛋白能保持皮肤弹性，表皮生长因子也可以刺激皮肤的更新。但是如果口服这些蛋白质，不会有任何效果。因为大部分口服蛋白质的结构会被破坏，所以会不可逆地失去活性，更不用说到达合适的部位发挥作用了。皮肤生长因子在人体内的半衰期小于10分钟，而且在pH小于6.5的环境中会变性，所以在pH小于3的胃酸里皮肤生长因子会很快失活。而胶原蛋白的作用是把燕窝在海风中牢牢地固定在悬崖上，这种坚韧的蛋白并不容易被人类消化吸收，相当一部分口服的胶原蛋白会被排出体外。（本部分根据拟南芥《雨燕无家苦》整理）

潜在危害一：含有的重金属可能让孕妇诞下畸形胎儿

在自然环境中，渗入燕窝中的矿物质的多少和种类根本无法控制。新加坡和印尼出口到中国的燕窝都曾经被查出含有过量的重金属，如果孕妇吃了这样的燕窝，会增加胎儿的致畸率。此外，天生的燕窝中含有鸟羽、鸟粪、树枝以及一些其他的杂质。去除这些杂质的过程很繁琐，所以很多商家为了清理燕窝，添加了漂白剂漂白，这也有健康危害。（本部分根据拟南芥《雨燕无家苦》整理）

潜在危害二：燕窝有致敏性，特别是对小朋友，死亡率高出常人15%

研究人员发现，服用燕窝的人群具有更高的死亡危险性，尤其是10岁以下的孩子，死亡率高出常人15%。研究证实，这些人群食用燕窝有可能引起过敏反应，严重者甚至有生命危险。山东医学会营养学会总结了138例燕窝过敏病例，平均年龄五岁半。无论是医生，还是妈妈本身，都普遍低估了发生燕窝过敏的可能性。

还有许多这样的"达·芬奇"滋养品

越是稀少越是金贵？

前不久，所谓的贵族才用的"达·芬奇"被曝光了，原来是"山寨货"。燕窝何尝不是这样的"达·芬奇"滋补品。有很多人确实相信了燕窝的神奇功效，还有许多人则把燕窝特别是血燕看作身份的象征。其实，这样华而不实的奢侈滋补品还有许多。而它们很多就是因为"物以稀为贵"，所以被戴上了这样那样的高帽子。

雪蛤：中国林蛙长白山亚种的输卵管的干制品。长白山的林蛙据说冬天潜入雪地下或冰川河底冬眠长达5个月之久，有特别顽强的生命力，所以就被认为有了其他亚种的中国林蛙所不具有的神奇之处。然而，其实它有的营养成分鸡蛋都有，而且更好。

更重要的是，随着雪蛤被捕杀得越来越多，假雪蛤越来越多，甚至有不法商家用癞蛤蟆的卵巢来代替，可能引起食客中毒。

鱼翅：鱼翅是鲨鱼鳍中的细丝状软骨。在滋补文化中，号称吃了鱼翅可以"益气、补虚、开胃"，现代美食家则说"鱼翅有极为丰富的营养""富含胶原蛋白，有预防骨骼老化、防癌抗癌、滋养肌肤、延年益寿等功效"。但是事实上，它营养价值不高，还比不上含有完全蛋白的鱼肉。

更重要的是，方舟子撰文称，鱼翅中水银和其他重金属的含量都比其他鱼类高很多。这是因为工业废水不断地排入海洋，使得海水中重金属含量较高，并进入海洋生物体内，而鲨鱼处于海洋食物链的顶端，吞食了其他鱼类后，食物中的重金属也随之进入鲨鱼体内，积累下来，因此鲨鱼体内的重金属含量会越来越多。

这样的"达·芬奇"滋补品还有灵芝、鱼胶、虎骨、熊胆等。

◎结　语：人类对燕窝的贪婪，让金丝燕的数量急剧减少。可叹的是，除了"炫耀"，这鸟儿用口水做的窝对人还真没什么用。

◉郑 褚

性保健品多祸害

性保健品，主要特指"男性保健品"，一般来说，它并不是指那些号称可以立竿见影增强男性性能力、提升性快感的药物，而是通过长期服用达到"壮阳益肾"，甚至进而增强体质的药物。

从汤料、口服液到洗脚盆，我们身边的性保健品种类之多令人惊叹，然而这一栋栋保健养生的大厦建立在怎样虚弱的基础之上，也许是更令人惊叹的事情。

传统保健品，多是出于图腾崇拜

壮阳偏方中外大同小异

古罗马作家佩特罗尼乌斯在《萨蒂利孔》一书中曾记载了自己接受治疗的经过，女巫师把胡椒粉、荨麻籽和油的混合物涂在男性的大腿上，用水芹和神树的汁液清洗他们的身体，有的甚至用新鲜的荨麻抽打腹部肚脐以下的部分。古希腊人认为，如果男子吃了大量的橄榄和蒸熟的大麦，就会具备超凡的性能力。西班牙男人则大吃公牛肉做成的火腿，因为它蕴含了公牛的勇猛。印度的《迦摩经》中记载的一个壮阳偏方是用大米、麻雀蛋、洋葱和蜂蜜在一起炖。其他国家也有类似的吃某种食物壮阳的情况，如日本人吃海蚌、埃及人吃大蒜等。

古代人的科学和逻辑能力都不足以进行医学研究，因此其医术具有强烈的图腾崇拜色彩，在治疗男性性功能障碍方面，古人大多是以形补形，通过食用外形、功能、读音甚至意向与男性器官接近的食物来治疗，例如动物生殖器、竹笋、石笋、象鼻虫、泥鳅、狗肉等，都曾经作为传统的性保健品，被认为是壮阳利器。

按照一般中医理论，阴阳互相牵制平衡，阳盛则阴衰，阴盛则阳衰，然而为什么虫草、藏红花、燕窝这些昂贵药物却同时既补阴又补阳呢？而且我们可以发现，凡是昂贵的补品没有一样不跟"滋阴补阳，驻容养颜"有关。无非是因为只有鼓吹这些物品对壮阳和美容养颜存在效果，才能说服那些有能力购买这些昂贵补品的人掏出钱来，同理，基本上没有什么高级补品会宣称自己的功能是提神醒脑，因为即使吹得天花乱坠，熬夜加班的小白领也舍不得花钱买它来吃。

"补肾壮阳"源于对肾功能的误解

引起男性性功能障碍的原因很多，譬如药物、内分泌问题、血管病变、心理性因素，或者因为疾病，如糖尿病长期血糖过高引发交感神经病变，造成性功能失调等。不过按照中医的说法，最主要的原因是"肾亏"。也因此，补肾一直是中医壮阳术的一个主要手段，不仅吃动物肾脏被认为可以益肾壮阳，连使用外形与肾脏接近的食物比如红豆等，也被认为有壮阳效果。

现代医学告诉我们，肾脏并不因为距离前列腺比较近就对性功能有直接影响，肾脏的功能是清除身体内代谢的废物、调节体内电解质与酸碱平衡、分泌荷尔蒙以及调节血压等。纵欲既不会伤害肾脏，补肾也不会对性能力有什么作用，而且即使一个人的肾功能出现问题，或者身患肾炎肾结石等疾病，也不会造成其性功能失调，除非是肾脏衰竭或是尿毒症，才有可能因性荷尔蒙分泌异常、使用调血压药物等，曲线地造成性功能障碍。因此，凡是将补肾和壮阳联系在一起，或者宣称可以通过益肾达到壮阳目的的保健品，不妨直接视作欺骗。

"科学保健品"也是骗人的

吃什么都不能提供特殊的营养

当然，市面上五花八门的性保健品早就不那么原始了，各种宣传用现代技术手段进行提纯，精炼的产品层出不穷，比如西洋参口服液、虫草含片等老三样，此外还有蚁力神之类的"蚂蚁制品"，或者号称从海马中提取的特殊养料，从某某树某某草中提取的"活性成分"等，由于披着高科技的外衣，这些保健品具有较强的迷惑性。不过，只要记住"补肾不可能壮阳"，就可以避免被其中很大一部分产品忽悠。

人体通过食物获取的营养，无非是水、碳水化合物（糖）、蛋白质、脂肪、维生素、饮食纤维、微量元素7种，一个健康人获取这些营养就足够了，而这些营养，一份麦当劳套餐再加一杯牛奶几乎就可以全部提供，无须专门进补。而且，人体类似于一个封闭系统，食物下肚以后，都是先变成这几种营养再被人体吸收和消耗，而不是驴鞭被生殖器直接吸收，猪耳朵被人耳朵直接吸收。也就是说，从营养的角度来看，无论吃燕窝、虫草、人参还是大白菜，其作用无非都是给人体提供碳水化合物、氨基酸、饮食纤维以及维生素和钙、铁、钾等微量元素，在消化系统将这几种营养分解吸收之后，剩下的东西（可以称为"消化剩余"）要么被排出体外，要么如汞、铅等会留在体内，长期积累之后对健康造成伤害。

那么珍贵补品"消化剩余"的有没有可能存在可以壮阳的物质？无论卖燕窝制品和卖虫草制品的对其壮阳的科学依据吹得多么天花乱坠，科学还没有证实它们确实能壮阳——原因很简单：假如确实从这些珍贵药材中发现了某种对性能力有作用的物质，那么直接在化学药厂大量生产这种物质就可以了，人们就再也不必付出昂贵的代价去购买这些药材。

༼即使有了万艾可，世上也无"壮阳"药༽

1979年，弗吉尼亚大学的穆拉德教授从牛的动脉血管上取出一块活体进行检验，他猜想一氧化氮可能是一种对血流具有调节作用的信使分子。但当时这一推测缺乏直接的实验证据。几年之后，受穆拉德工作的启发，伊格纳罗发现内皮细胞松弛因子不是别的，就是一氧化氮。一氧化氮对周围神经末梢所起的作用，正是后来"伟哥"功能的基础。大脑使阴茎勃起，它是通过周围神经发出信息，向会阴部的血管提供相应的一氧化氮。这种分子可引起血管的扩张，增加血流量，从而增强勃起功能，而在一些情况下，勃起无力是由于神经末梢产生的一氧化氮较少所致。

"伟哥"（又名万艾可）由此发明出来，它对分子起作用，通过扩大这种一氧化氮的效能，达到增强勃起的作用。

尽管世界各国关于壮阳药都有悠久的历史，但是直到1998年万艾可上市，美国才有了第一例通过美国FDA验证的男性性功能障碍治疗药物，万艾可一度被称为"20世纪留给21世纪最有价值、最激动人心的遗产"，《时代周刊》则说："世界等待此药已经4000年。"从万艾可引发的轰动可以想见，如果民间偏方真的有效，那么各大制药公司早就重金买去，进行研究了。

即使万艾可也并非中国人意义上的固本壮阳药物，它只是一种治疗药物，只适用于确实有性功能障碍的病患服用，正常男性吃它，也完全没有固本壮阳的作用。归根结底，一个人其性能力的底子如何，取决于基因状况，锻炼身体和使用激素可以改变人在某些方面的表现，但无法改变这个基因"底子"。

保健品神话为何难以消除

既然科学不承认壮阳药，为什么壮阳的历史源远流长，而且性保健品的泡沫从未被戳破？

最普遍的原因大概还是安慰剂效应。俗话说"心病还得心药医"，性功能在相当程度上取决于心理状态，如果一个人深信自己服用的保健品能增强性能力，那么仅由于这种心理暗示，一般来说在短期内都很可能对性能力产生明显改善。咖啡、威士忌等使人兴奋的饮料在一两个世纪以前曾经是西方医生们常见的促进夫妻关系的"药物"，因为它们使服用者兴奋而且感到精力充沛，人们顺理成章地误以为这也会促进性兴奋——而现在人们则认为它们对性只有负面作用，因为咖啡因刺激的是交感神经，而夜晚的生理、勃起等与性相关的部分由副交感神经掌管，当交感神经兴奋时，副交感神经就受到压抑。

其次，则是因为市场混乱，本身无效的保健品可以通过添加性激素浑水摸鱼。

比如万艾可明明是处方药，属国家特管药品之列，根本不允许在药店及性保健品店销售。然而，不少性保健品中偷偷加入万艾可成分达到帮助勃起效果，添加万艾可最众人皆知的例子就是如今已经倒塌的蚁力神保健品。

此外，要讨论一件事情的对错真假，逻辑的作用有时候不比实证小。例如对一个逻辑有缺陷的性保健品拥护者来说，你能证明这一个保健品无效，就能证明另一个保健品无效吗？今天证明这个保健品无效，就能保证明天不证明它有效吗？"科学应该对自己不能解释的东西保持谦虚"啊……对转基因作物可以用这一套逻辑质疑，对保健品当然也可以用这一套逻辑辩护。

> ◉结 语：市面上的性保健品，要么无用，要么有害，因为人的激素调节极其复杂，即使万艾可，如果不遵医嘱自行服用，也存在诸多健康风险。越是真正重视生殖健康，越不应该问道于盲。

◉王　杨

“状元神药”：小心补脑变脑残

2012年高考前夕，媒体广泛报道了湖北某中学一个班都在集体输氨基酸补脑的新闻，场面颇为“壮观”。

以往各种各样的“补药脑”“提神药”好歹是内服外用的，如今的“打吊瓶”陡然将“学生补药”又给升级换代。而每每这些补药的宣传都会带上某某高考状元的形象，让人觉得这简直就是“状元神药”。

这些药真的有用吗？这其中可是有真真假假的传说。

“状元神药”的伪传说泛滥

伪命题举例一：补充氨基酸可以补充能量

学生们为什么会打氨基酸？按照学校的说法就是，这是“补充能量的氨基酸”。总结起来，一是为了提高记忆力，二是为了增强体质，三是为了缓解疲劳。

其实，不光是这次新闻中的氨基酸注射液，市面上还有一些厂家在生产各种各样的氨基酸片剂、饮料，都拿以上三点做卖点。

真相：输这么多氨基酸还不如吃二两肉

氨基酸是构成蛋白质的基本单位，有些氨基酸人体可直接合成，健康人群依靠正常规律饮食便可获得身体所需氨基酸，高三学生也一样。

营养师顾中一指出往往一瓶复方氨基酸注射液中的总氨基酸数量不会超过20克，这个量正常人吃二两肉就能获得，而注入多了氨基酸还会徒然给身体增加负担。最为重要的是，这可能会带来很多不良反应，常见的有静脉炎、过敏性休克、过敏反应、药疹，甚至急性肾衰竭、咯血等。

类似例子：蛋白质粉

吃蛋白质粉其实并不比喝牛奶、吃鸡蛋好，平时通过食物，人体是可以摄取足够的蛋白质的，花高价去买蛋白质粉显然是浪费。

伪命题举例二：吸氧可以提神解压

有些考生因为高考复习压力过大使大脑疲惫、情绪紧张，并出现失眠、头疼头晕等症状，一些家长便想通过吸氧来减轻孩子的脑疲劳情况。更有一些家长认为多吸纯净氧气，可以帮助孩子提高记忆，使头脑更加清醒，有利于取得更好成绩。学生们不仅去医院吸氧，有的更是买了便携式吸氧设备在家里，随时备用。

真相：多吸入的氧气不仅无用，且有害

氧不能益智，它只是营养物质代谢过程中的"催化剂"。强度脑力劳动后，脑耗氧量有所增加，但很有限，通过调节脑血量就可以满足人体需求。有人说，学生们天天都坐在教室里，人太多，所以吸不到足够的氧气。其实只要教室经常通风，也不会缺氧。什么人会缺氧呢？那些因为疾病、创伤等原因造成没有足够的氧气进入到血液中的人缺氧。而对于一个健康人而言，都是能呼吸到足够的氧气的。吸多了，人反倒会出问题，会发生氧中毒。甚至一些人在大量吸入氧气后，出现了过度兴奋，继而进入昏迷，最终死亡。（本部分根据大仓丁《吸氧助考？备考奇招该歇歇了》整理）

伪命题举例三：深海鱼油可以让学子更聪明

很多广告都说深海鱼油具有DHA和EPA，这两种物质可以提高孩子的智商。

真相：吃鱼油不如多吃鱼

根据美国国立医学图书馆总结：鱼油对于降血脂的作用有很充分的证据支持，对于预防心脏疾病的作用也有比较多的证据，但对于2型糖尿病不大可能有效，其他的功效研究结果还很有限，不足以做出肯定或者否定的评价。

　　而没有确切研究证明DHA可以促进脑部发育。有一些研究报告指出，EPA不仅不能对儿童的智力提高起到任何作用，反而会在人体内代谢成前列腺环素PG3，容易诱发儿童"性早熟"。

　　而DHA和EPA都是多不饱和脂肪，很容易发生氧化，脂肪氧化的产物比较复杂，有一些会发生异味，有一些有害健康，并且深海鱼油还有海洋重金属污染的风险。总之，与其花昂贵的钱买鱼油，还不如吃鱼。（本部分根据《科普作家"云无心"揭秘"深海鱼油"》整理）

伪命题举例四：一些"天然植物、动物提取物"号称能抗疲劳、促智力

　　打氨基酸也好，吸氧也好，普及程度都比不上各种各样号称能够抗疲劳、健脑的神药。有些药已经风靡了十多年。这其中的代表就是生命一号和三勒浆。前者的说明书上写道"本品有改善记忆、促进生长发育、调节免疫功能"。后者则以抗疲劳著称。很多类似的保健品都或神化古代传说，或拉来国外某某研究的大旗，将自己吹得神乎其神。细究之下，也不过尔尔。

　　真相：这些药只是噱头足，具体成分其实并没有吹嘘的神奇功能

　　1. 生命一号

　　生命一号的介绍表示，它是以日本ED-AC（要素膳）和美国EN-SURE（加营素）为基本组方，加入天然草本植物，采用现代科技精炼配制而成的营养保健食品。

　　ED-AC看起来很高深莫测，其实它是单体物质氨基酸或短肽、葡萄糖、脂肪、矿物质和维生素的混合物。其特点是营养全面、成分明确、不含乳糖、无须消化即可直接或接近直接吸收和利用，适用于消化吸收功能较弱的患者。不过它口感很不好，而且很可能导致腹泻。所以，一般在手术患者不能进食的情况下才能用到它。加营素其实就是一种膳食补充剂，EN-SURE号称有24种维生素和矿物质，也无甚特别。至于天然草本植物是什么呢？按照说明书上，是桂圆肉、山药、枸杞子、大枣等。

而按照说明书，这种保健品的主要成分是牛磺酸和磷脂。牛磺酸确实是一种对人体具有很多重要功能的特殊氨基酸。成人自己能够摄入一定量的牛磺酸，也可以合成，所以一般不会缺乏这种物质。但是尚未发育成熟的婴儿没有办法自己合成，所以需要依靠母乳（母乳中的牛磺酸是牛奶含量的30倍）或者膳食补充。这种物质还存在于红牛等功能性饮料中。一些研究认为牛磺酸能够加强运动员的表现。但是，2008年，美国底特律亨利福特医院的研究者发现，高水平的咖啡因和牛磺酸，会增加人体的血压和心率，影响心脏功能。牛磺酸能不能促进大脑功能还没有定论。而磷脂分为很多类，以卵磷脂为例，它在体内经过代谢后释放一种叫乙酰胆碱的物质，它是脑神经细胞之间传递信息的物质。少了它，大脑传递信息受到障碍，有如信件传递缺了邮差，根本无法进行。不过卵磷脂在蛋黄或者大豆制品中已经含得很多，不需要花昂贵的价钱从保健品中取得。

2. 三勒浆

根据史料的记载，三勒浆中的三种植物分别为诃子、毛诃子、余甘子，在中医药典上，这三种草药的作用就是所谓的"清热解毒"等，和补脑无关。（据《三勒浆的溯源》，中国野生植物资源，2005年6月）

根据说明，这种口服液主要起作用的物质是一种叫作"三勒浆原液"的东西。这里面到底含有什么化学物质呢？

根据1994年第3期的《化学研究与应用》上《抗疲劳新药三勒浆中抗坏血酸的测定》一文，三勒浆中含有大量的抗坏血酸、鞣质及多种维生素、氨基酸、微量元素、苷类化合物等，其中抗坏血酸含量的高低直接影响三勒浆的质量。抗坏血酸其实就是维生素C。维生素C并不特别，美国国立医学图书馆在介绍维生素C的作用时，并未提到有抗疲劳的功能。至于鞣质，其实就是葡萄酒中常见的"单宁"，它对于葡萄酒的口感至关重要。不过有研究表明：单宁会阻止一些药物的吸收。而一些研究认为单宁有助于保护心血管（而不是大脑功能）。

而《绍兴日报》（2006年1月24日第二版）曾经报道，"三勒浆抗疲劳液"，标准要求苯甲酸、甜蜜素均不得检出，实际抽查检测结果却分别为0.96克/千克和0.20克/千克。前者是一种防腐剂，后者则是一种甜味剂。

还有一种号称能在短时间内提升大脑功能的"智灵通牌脑灵通软胶囊"，直接在国家食品药品监督管理局的官网上查无此保健品。其批文号显示出来的是"维妥立R盾欣软胶囊"名称，其生产厂商也无源头可溯。

实际上，国家食品药品监督管理局也出来表态了。它发布保健食品消费提示：国家从未批准过补脑、提高智商等功能的保健食品。并称国家批准的改善记忆、缓解体力疲劳、增强免疫力等功能的保健食品不适用于补脑、提高智商、缓解脑力疲劳，也要小心这些保健品添加了激素。

类似例子：人参、虫草、螺旋藻等补品

这些不过是物以稀为贵罢了，古人总是认为越难得到的东西营养价值就越高，也越名贵，实际并非如此。（详细的在前面文章《假血燕：鸟粪熏出的毒补品》、《螺旋藻：不补身，反有毒？》中有论述）

"状元神药"的真命题还存在严重缺陷

真命题一：能使人集中注意力的药物存在并被大量滥用

美国马里兰大学的研究者在《药物疗法》发表文章，公布他们的一项调查结果。研究者发现，被访问的1208名大学生中，有20％使用ADHD（注意缺陷多动症）药物（比如利他林）。他们这么做是为了提高学习能力，而许多科研人员也被爆出有服食这类药物的习惯。《自然》杂志发起的一次网上调查显示，来自60个国家的1427位科学家中，20％的人服用过这种药物。在欧美，它们被滥用得很厉害。

常见的这类药物包括安非他命、苯哌啶醋酸甲酯（即利他林）及莫达非尼。

1919年，日本科学家合成了甲基安非他命，也就是俗称的冰毒。在二战中，这些兴奋剂被各国的士兵大量服用。有文章称，二战战败后日本国民还用冰毒来保持兴奋状态，1945年～1952年服用冰毒的人数在200万人以上。到了20世纪50年代，和冰毒化学结构相似的利他林出现，最后出现的则是被认为副作用要小很多的莫达非尼。而根据报道，中国学生吃得最多的"聪明药"是利他林。

在《自然》杂志的一篇评论文章中，科学家引述了多项研究，表明某些精神兴奋剂的确能改善多种认知功能。他们认为，认知增强剂就像"教育、良好的卫生习惯和信息技术一样，是人类提高自我能力的一种方式"。

这些药物的具体工作原理至今无法得知。利他林和莫达非尼之类的兴奋药可影响神经传递素多巴胺和去甲肾上腺素。这两种物质对于提高注意力和记忆力扮演了关键作用。但是，这类药物有很大副作用，作用机制和健康风险并没被研究透彻。

安非他命和利他林容易让人上瘾，同时，这些药物还会引发心脏病和血压问题，它们对年轻人大脑的长期作用也有待研究。而且这种药一旦吃多了，人可能就会冲动了，就不是注意力集中不集中的问题了。莫达非尼的副作用相对要小很多。也有科学家认为这类药物只是让人自我感觉良好而已，实际上并没有提高人的认知能力，当然，主流还是认为这类药物是有效果的。

还有人担心公平问题，服药的学生和没服药的学生就无法站在同一条起跑线上了。

真命题二：一些改善记忆的药似乎有效，另一些更完善的还在临床试验中

一种叫多奈哌齐的物质可阻截分解负责在神经细胞间传递信息的乙酰胆碱，从而延缓老年痴呆症的恶化。如果对症下药，这种药物可以同时改进记忆力、注意力、逻辑推理能力、语言能力和完成简单任务的能力。德国一项实验发现，健康年轻男性在连续服药30天后，在短期语言记忆和长短期视觉记忆方面明显改善。但是美国的一项14天的实验则得出相反的结果。

更完善的记忆促进药目前正在临床试验阶段，估计几年后可获得批准，走向市

场。其中最令人瞩目的是安帕金（ampakine），这种物质能延长谷氨酸酯受体开放时间，让更多的神经传递素进入细胞。

人在20岁左右记忆本来就处于巅峰状态，无论怎么吃药也不可能再提高。神经学家马克·瓦尼说："改善记忆力就像是调试一辆可以正常工作的汽车，虽然可以提高性能，但程度有限。人在20岁左右时处于记忆力的巅峰状态，此时再怎么吃药也于事无补，但随着年龄增长，部分神经元死亡，记忆力减退，此时，这一类药物方能发挥最大作用。"

人的长期记忆和工作记忆可能有不同的化学需要。提升记忆最大的问题是长期记忆和工作记忆的平衡。所谓工作记忆就是在完成任务时，大脑中容纳的随时准备调用的记忆。前额皮质（负责工作记忆）和海马状突起（负责长期记忆）可能有相反的化学需要。一些药物有助于巩固记忆，从而帮助长期记忆储存。但工作记忆需要不断更新，同时消除垃圾信息。动物实验显示，当记忆变得过于牢固未必就是优势：有的鸟类有储存食物准备过冬的习惯，通过药物可以提高它们的长期记忆，让它们能够记住每个藏食物的地点。当食物被移走之后，这些傻鸟还固执地在老地方寻找。（本部分根据Sherry Baker《聪明药》整理）

两点启示

启示一：抗疲劳不用靠药物或者保健品

许多学子会尝试各种各样的保健品是因为总是觉得太疲劳了。

美国国立医学图书馆对疲劳的解释是，这有可能是缺乏体力、情绪紧张、无聊、缺觉等引起的。但是也可能是一系列的心理、生理疾病的信号。爱迪生氏病、厌食症、糖尿病，乃至癌症等疾病都可以让人觉得很疲劳。后一类就需要看医生。

当然，对于学子们来说，一般原因应该就是缺觉和情绪紧张两种。而可以通过以下几种方法来消除疲劳：每晚保持足够的睡眠、平衡膳食、每天饮用足够的水、每日运动、想办法放松。实在不行也可以试试去看心理医生减轻压力。

吃补品其实是没用的，有时候倒是可以起到一些安慰剂的作用，让学子们获得一些心理暗示，从而减轻了疲劳感。但，毕竟补品太贵，保健品市场也相当混乱，根据国家食品药品监督管理总局的公告，许多号称抗疲劳的药物其实都非法添加了治疗性功能障碍的万艾可之类的成分。

启示二：智商是个系统定义，提高智商与应试教育关系不大

其实学界对什么是智商没有个统一的定论，逻辑、想象、表达、推理、创新等等能力都与智商有关系。而除了遗传因素之外，智商还与一个人的生活环境息息相关。比如缺碘就会让儿童智力低下。因此想要提高智商，需要系统的努力。而对于考试而言，其实考的是应试技巧，这靠着大量重复死板的训练是能练出来的。倒跟吃药、打针没关系，也跟提高智商没关系。不过应试心理需要镇定和适当的兴奋，这可能有助于拿高分，只是要训练心理素质，也不是吃几片药就能解决的。

> ◈结　语：一年又一年，"神药"们填饱了商人的腰包，有人说这背后是学子们的"残酷青春"。其实，买个安慰剂效应也倒罢了，就怕买到含有害物质的商品。这当然需要监管。

◉刘彦伟

"万能神药"板蓝根的真面目

"又是板蓝根"，在江苏卫生厅公布板蓝根可预防H7N9禽流感后，连央视微博也发出了感慨。的确，从非典到手足口病，从甲流到H7N9，每次引人注目的传染病出现，板蓝根都会作为防治药物走到台前。实际上板蓝根"活跃"的范围不止于此，在现实生活中它几乎就是个"万能神药"，以至于人们有病时吃，没病时也吃；得普通疾病时吃，得特殊疾病时还吃。

可"万能神药"真的会存在吗？

板蓝根怎么成了"万能神药"

板蓝根可以"解毒"，依此理论它必然是"万能神药"

板蓝根的功效是清热解毒、凉血利咽。而在中医理论中，"毒"泛指一切对人身体不利的东西。由此可推导出，凡是由"对人身体不利的东西"引起的疾病，板蓝根都可以防治——所谓"解毒"。那么板蓝根必然就会成为一种"万能神药"，因为它可以针对的疾病太广泛了。不管是禽流感还是非典，都是由病毒引起的疾病，用板蓝根来"解毒"似乎对症下药。

板蓝根还能"清热"，所以特别被用于有发热症状的疾病，这种疾病也很多

人是恒温动物，所以人的大脑要负责调节体温使其恒定，如果体温低了，大脑就会指挥身体加快新陈代谢散发热量——如发抖。而病菌病毒进入人体后，经过连

锁反应，会传递给大脑信息，让大脑认为人体温度过低，从而指挥人体产热，于是人就出现发热症状。既然板蓝根可以"清热"，而感冒又是由病毒引起的具有发热症状的疾病，那么板蓝根自然就成了治疗感冒的常用药物。当然理论上板蓝根也可以用于治疗一切具有发热症状的疾病，这种疾病种类又很多，所以板蓝根难免又会成为"万能神药"。

当然，依照以上逻辑，中药里面的"万能神药"应该不计其数，因为太多中药都具有"清热解毒"的功效。

板蓝根易获取、好制作、冲剂口味甜，于是从众多理论上的"万能神药"中脱颖而出

既然中药里面能成为"万能神药"的种类有那么多，为何实际生活中却是板蓝根成了"万能神药"呢？这是因为板蓝根有"亲民"的优势：好扩散，它的原料菘蓝和马蓝各地均产，还可人工种植；是单一草药，省去配置的麻烦；加糖做成冲剂口味好，免得皱眉捏鼻地喝苦药汤。

疫情暴发需要"维稳"，板蓝根和口罩、消毒水组成"老三样"安抚人心

疫情暴发后，人群中会出现恐慌情绪。这时候，在你活动的场所喷洒消毒水，告诉你这里的病毒被灭了；出门戴上口罩，告诉你病毒被隔绝在口罩之外了；肚里服下一包板蓝根，告诉你体内建起了防御。于是人心稍安。

事实上，除了安慰作用，板蓝根未被证明有任何疗效

板蓝根如何"解病毒"，谁都不知道

现代药物中也有能"解病毒"的药物，比如达菲就是针对流感病毒的主要药物。达菲之所以能遏制流感病毒的危害，是因为达菲可以阻止流感病毒脱离人体细胞，于是流感病毒在感染了人的一个细胞后，就被困在这个细胞里，无法去感染其

他细胞，病情就不会扩散。

那板蓝根是怎么做到"解流感病毒"的呢？我们不知道，只是古医书上说它可以"解毒"，于是现在就说它能防治流感病毒。

现代药物中也有能"清热"的药物，比如阿司匹林。阿司匹林之所以能退热，是因为前列腺素E_2正是告诉大脑体温过低的"信使"，而阿司匹林可以抑制前列腺素E_2的合成。

那板蓝根是怎么做到"清热"的呢？同样是两眼一抹黑。

还有一种可能，就是板蓝根并非针对病毒，它是调理人体的，能让人增强抵抗力，从而抵御一切毒物。问题是为何服用板蓝根的人抵抗力就增强了？还是不明就里。

当然还有一套"整体"理论，就是你别管什么生化机理，反正板蓝根性寒，感冒是发热，寒能克热，所以板蓝根就能治感冒。可这种理论漏洞很大，因为发热不是一种疾病，它是人体免疫系统在抗击病毒时需要的条件，也就是说高于日常的体温有助于免疫系统发挥作用，可见发热还是人体对抗疾病的武器呢，把它"克"掉了还成？（所以如果不是高烧，要慎退烧，服用退烧药会让人舒服点儿，却可能延长病程）

板蓝根的疗效从未经过严格验证

即便我们不知道板蓝根的治病机理，只要它在实践中确实能防治疾病，那也不失为一种可被利用的药物。达菲能防治流感病毒，就不仅在于清楚治病机理，还在于得到了实践检验。20世纪90年代，达菲的研发公司罗氏联系了世界各地300多名医生、找到了1355位流感患者参与试验，这些患者被分为两组，一组服用达菲，一组吃安慰剂（病人、医生、研究人员均不知道分组情况），结果服用达菲组病程明显更短，达菲的疗效被实践证明了。

可板蓝根并没有被这样严格的试验检验过，依靠什么说它有疗效呢？

"我觉得板蓝根有效"靠不住

当板蓝根的疗效被质疑时，肯定会有无数人以自己的亲身经历说明"我感冒时喝了板蓝根就感觉病轻了"或者"我喝了板蓝根感冒就好了"。这是怎么回事呢？其实人在感冒中，需要体温升高对抗病毒，这时一碗冲服板蓝根的热水喝下去，体温提上来，大脑就不用指挥身体发抖来产热了，当然可能感觉"病轻了"；而且患病时人体需要更多的水，一碗水喝下去也是弥补人体所需水分，感觉自然好，所以"病轻了"是板蓝根的作用还是那碗热水的作用，这不一定。无论普通感冒还是流感，都是可以自愈的疾病，也就是说大部分患病者什么都不做也可以自愈，而且大多数患有这类疾病的人症状很轻，好得很快，所以病好了未必是板蓝根的作用，也许是"自己好的"。

板蓝根的毒副作用却不可被忽视

板蓝根有多种毒副作用，现实中已经造成过不少危害

板蓝根通常被人们当作没有毒副作用、可以当茶喝的药物，最早记载板蓝根的《神农本草经》也将其列为"无毒、多服久服不伤人"，所以现实中板蓝根的滥服非常严重，去年底微博上的"板蓝根泡面"曾引起围观。

但所谓"多服久服不伤人"实则不然。《家庭医学》刊登过《小儿滥服板蓝根危险》：小奇的妈妈为了预防流行性感冒，在家给孩子服用了两个星期的板蓝根冲剂，谁料小奇突然出现头昏、胸闷、呕吐等症状，吓得大家急忙将他送到医院。医院检查后，发现罪魁祸首正是板蓝根。

实际上在临床中使用板蓝根冲剂造成小儿过敏反应、消化系统和造血系统损害的病例屡见不鲜。据研究，板蓝根对消化道有刺激作用，有的患者口服板蓝根后有较明显的消化道黏膜刺激症状，表现为胃肠绞痛和消化道出血（张冰等，《中药不良反应概论》）。有的因服用板蓝根而发生急性溶血性反应，出现黄疸、急性肾功能不全（张英从，《陕西中医》，1997）。也有服用板蓝根出现药疹的报道（吴波等，《浙江中西医结合杂志》，2001）。另外，板蓝根注射液的不良反应案例也非常多。

流行病学专家指出：疫情来时盲目服用板蓝根，空惹得大批学生草药中毒

安徽医科大学流行病学教授、我国流行病学的权威祖述宪提醒，在流感来时，大众不要轻信草药，跟风抢购板蓝根和白醋陈醋，喝大锅草药汤。因为这种非理智的群体行为，每当传染病流行时都会发生。在SARS流行期间，有些农村中小学盲目地让学生服用包括板蓝根在内的中草药，结果当地根本没有疫情，空惹来大批学生草药中毒。

"大轰大嗡"的疫情防治法，是愚昧和落后的表现

不仅板蓝根，"老三样"没一个是靠谱的

疫情来时，不仅板蓝根被滥用了，口罩和消毒水同样被滥用了。一般市售的口罩阻滞微粒的滤过作用不足，对预防无益，至多可以防止他人的唾沫溅到脸上。在户外戴口罩不仅不起作用，还徒然增加社会的恐慌气氛，毫无必要，不清洁的口罩反而有害。因此，美国疾控中心不建议大众使用口罩。

消毒水可以用于病毒大概率存在的地方——如患者待过的地方，但是没必要到处喷。在非疫区喷消毒水，能命中目标的可能性微乎其微，副作用却不少——消毒水会灭杀有益的微生物，使有害微生物产生抗药性，还会刺激人的呼吸道黏膜和皮肤，甚至导致过敏。

有关部门应该充当"科学权威"的角色，以此来安抚大众

中国的有关政府部门在面对疫情时"维稳"思维严重，一开始怕引起恐慌想瞒住消息，等瞒不住了为了表决心树信心又反应过度。经非典一役，政府部门在隐瞒信息方面有所改善，但在过度反应方面未见长进。

过度反应真是"维稳"的好办法吗？"老三样"无疑有安抚人心的作用，但这种"大轰大嗡"的做法更会引起人们整体上的焦虑。为了表示"咱们有办法"推出

的各种不靠谱措施，让有关部门看起来像是只会展示肌肉的无脑莽汉，而此时人们更需要一个"科学权威"作为依靠。

◈结　语：可喜的是，新闻跟帖中大部分网友对"板蓝根预防H7N9"嗤之以鼻，网友的水准又一次走在了有关部门前头。

◎ 刘彦伟

肝衰竭和肾衰竭：你应该知道的真相

2013年12月，"注射乙肝疫苗后死亡"的新闻又在中国掀起一场疫苗风波。对此，上海疾控中心公共卫生主管医生陶黎纳愤愤不平地表示："奉劝家长们，你如果要拒绝疫苗，那就先拒绝中医吧。"陶医生何出此言？

急性肝衰竭的首要病因不是肝病毒而是中草药

很多人都知道，中国的每个新生儿刚从娘胎里出来就要先挨一针乙肝疫苗，目的是防止感染乙肝病毒，进而防止乙肝病毒对肝的损害。但很少人知道，大量中草药对肝也有严重的损害作用，在某些肝病中其造成的危害甚至大于乙肝病毒——

死亡率极高的急性肝衰竭，首先是由服用中草药引起的

2013年11月22日出版的国际著名学术刊物PLoS One上刊登了解放军第302医院肝衰竭诊疗与研究中心赵攀等人的研究报告。该报告指出，我国急性肝衰竭（ALF）的最主要病因不是急性病毒性肝炎，而是中草药。该研究将我国7家三级部队医院的177例急性肝衰竭患者纳入，发现其中16.95%的患者病因是中草药，11.3%的患者病因是急性病毒性肝炎（大部分为乙肝病毒感染）。

这177人中，死亡率高达63.82%。

中国台湾书田诊所胃肠肝胆科主任王志堂等医生也指出服用草药是引起猛爆性肝炎（即急性肝衰竭）最常见的原因。根据统计，中国台湾地区约有三成猛爆性肝

炎为中草药所致。《东森新闻报》曾报道一位中国台湾妇人喝月余"小柴胡汤"患上猛爆性肝炎。

多种常见中草药会造成肝损伤

《药物性肝损伤100例临床病理分析》（《中华肝脏病杂志》2007年第3期）指出，导致药物性肝损伤（DILI）的药物种类中，中药类占21%。《药物性肝损伤病人126例临床分析》（《齐鲁医学杂志》2009年第24卷第5期）指出，引起肝损伤的药物多见于中草药，特别是治疗皮肤病、风湿性骨关节病、肾炎等疾病的中草药（28.57%）。《158例药物性肝损伤的临床特点及诊断分析》（吉林大学第一医院论文，2008年）指出，引起药物性肝损伤的病因中中草药占据了50%。

《正确认识中药的肝毒性》（《第二十二届全国脾胃病学术交流会论文汇编》）总结至今临床发现可致肝损伤的常用中药有：黄药子、菊三七、苍耳子、何首乌、雷公藤、艾叶等。已知临床上可引起肝损伤的中药复方制剂有：壮骨关节丸、小柴胡汤、大柴胡汤、复方青黛胶囊（丸）、克银丸、消银片（丸）、消核片、白癜风胶囊、六神丸、牛黄解毒片等。

服用何首乌导致肝损伤凸显

《158例药物性肝损伤的临床特点及诊断分析》中，为治疗脱发导致肝损伤的只有3例。但是近年因为治疗脱发而导致肝损伤的情况受到关注。解放军第81医院肝病研究所的《口服何首乌致肝损害40例临床分析》研究论文显示，在2004年5月份到2008年5月份，对4年间共收治的40例因口服何首乌致肝损伤的案例进行分析，其中38例均为常规剂量，这40例病人均为治疗脱发、白发而服用了何首乌。平均服用9周后，出现了肝损伤的案例，有两例患者死亡。结论称，口服何首乌可引起肝功能损害，甚至诱发急性肝衰竭。多项来自其他医院的类似研究也给出了相同结论。而媒体上，服用何首乌导致肝损伤甚至急性肝衰竭的案例被频频爆出。

另外国外也有多篇文献指出何首乌导致肝炎。2006年，英国药品和健康产品管理局（MHRA）发布了有关何首乌导致肝损伤不良反应的相关信息。2008年4月，澳大利亚医疗用品监管局（TGA）要求含有何首乌的制剂必须标明服用可能会导致肝损伤。

❧对中草药致肝损伤，目前缺乏应对之策❧

多篇医学论文指出近年中草药致肝损伤有增长趋势。一方面，很多人笃信"纯天然无毒副作用"的错误观念，对中草药的毒性毫无防备，极易大量服用和长久服用，导致肝损伤。另一方面，在"是药三分毒"的概念包装下，中草药的毒理没有得到充分研究，因而既得不出科学的用法用量，也得不出准确的禁忌人群和不良反应，药物说明书上往往一句"尚不明确"了事。贵阳中医一附院消化内科周素芳医生在其《正确认识中药肝毒性》的文中表示，虽然目前中药肝毒性的研究越来越受到重视，但90%的中药毒性尚未掌握，缺乏系统研究。

这就意味着，无论患者是自行服用还是"遵医嘱"，都难以完全避免中草药的肝毒性。

需要指出的是，许多化学药物（现代药物）也会引起肝损伤，尤其是解热镇痛类药物。但是这些药物的毒理被研究得很充分，说明书上对用法用量、不良反应和禁忌标注得非常清楚。这一点是中草药还做不到的。

另外，并非有毒副作用就要把一种药物一棍子打死，因为使用药物经常要看是否"利大于弊"。但是一些可致肝损伤的中草药并没有被证明有疗效，典型的如何首乌，其生发、乌发作用目前没有得到任何科学证实。

含马兜铃酸中草药是导致肾衰竭的重要原因

前不久，一篇《兄弟同患尿毒症弟弟为给哥哥换肾服毒自杀》的新闻让不少网友潸然泪下。然而很多人不知道的是，含马兜铃酸中草药是导致肾衰竭的重要原因，甚至不少专业人士认为它是导致中国肾衰竭疾病的罪魁祸首。

马兜铃酸是目前已知的最强遗传毒物，有强烈的致癌性

2013年8月7日，两项关于马兜铃酸的研究发表在美国《科学－转化医学》杂志，研究称马兜铃酸会导致人体发生大量基因突变。

马兜铃酸会导致人体基因突变早已被证实，但是新的研究证明马兜铃酸引发基因突变的能力超乎人们想象，是目前已知物质中最强的。美国研究人员对接触过马兜铃酸的19名上尿路癌症患者以及没有接触这种毒物的另7名患者进行了全外显子组测序。结果发现，马兜铃酸接触组每名患者平均发生753个基因突变，而非马兜铃酸接触组每名患者只有91个基因突变。

所以强致癌物并非像人们一贯以为的那样一定属于"人造化合物"，事实上，马兜铃酸正是来源于自然界的植物中。世界卫生组织下属国际癌症研究机构于2008年将利用马兜铃属植物制作的草药列为第一类致癌物。

马兜铃酸一旦服用即会造成不可逆的肾损伤，还可能进一步引发尿路癌症

马兜铃酸的危害最初被认识，不是源于其致癌性，而是世界各地陆续发现肾损伤与服用含马兜铃酸草药息息相关。美国食品药物管理局2001年发出警告，指出含马兜铃酸的药材能导致肾脏不可逆的损害。

而此时，由于部分厂家生产的"龙胆泻肝丸"含马兜铃酸，中国仅服用这些"龙胆泻肝丸"（含马兜铃酸）造成肾衰竭的患者就形成了一个庞大的群体，直到新华网2003年重磅报道了这件事，马兜铃酸引发肾衰竭的问题才引起重视。

实际上，引起肾衰竭还是第一步，患马兜铃酸引发肾病的患者，有许多会继发癌症。

国际上普遍全面禁止含马兜铃酸药物，中国仍允许使用

目前，欧美、日本、中国台湾和中国香港地区等均全面禁止含马兜铃酸药物，但中国大陆并没有这么做。2003年新华网报道后，中国大陆管理部门只禁止了广防己、青木香、关木通这三种被认为含马兜铃酸较高的药物。

同时，管理部门将其余含有马兜铃酸的中药列为处方药管理，希望借此来减少或规范含马兜铃酸的药物的使用。但事与愿违，甘肃定西市人民医院肾内科工作人员李玉霞发表的论文显示，2004～2008年间对药房的用药量统计，含马兜铃酸药物的使用量在逐年增加。2007年北大第一医院报告收治了三名马兜铃酸肾病儿童患者，其中一名死亡，一名等待换肾。

器官移植艰难使中国大陆肝肾衰竭患者难以得到治疗

器官损坏，经常不可复原，只能依靠器官移植来解决。然而中国的器官移植面临供体少、费用高的窘境。

前述解放军第302医院的报告指出，全部177名患者无人接受肝脏移植手术。并特别指出原因是中国器官获取难度大，肝脏移植手术耗费大，患者负担不起。

◉结　语：舆论对疫苗问题有着惊人的热情，这可以理解。但对中草药致肝肾衰竭这样严重的问题却惊人地漠视，这不应该被容忍。

◉张春续

给"维生素保健热"降降温

2014年春节期间饮食作息不规律，健康又成了人们关心的话题。而最近几年，将维生素补充剂当作保健品成了国人追逐健康的重要手段。但在地球的另一端，欧美学界最近正掀起一股"讨伐维生素保健品的热潮"。

欧美权威医学杂志最新文章认为"所谓维生素保健热就是浪费钱"

自维生素补充剂诞生起就质疑声不断，多数研究认为对健康成人来说没有补充必要

自诞生之日起，学界对"健康人服用维生素保健"的质疑就从未间断。诺贝尔奖得主沃森就曾在《新科学家》上撰文称，认为很多研究显示服用大剂量的维生素反会升高癌症和糖尿病风险，而质疑的声音并不止于此：

2013年12月17日，美国《内科医学年鉴》又发表了一篇文章，题目就叫作《不必再浪费口舌：别在维生素和矿物质补充剂上浪费钱了（Enough Is Enough: Stop Wasting Money on Vitamin and Mineral Supplements）》。旗帜鲜明地表明了服用维生素和矿物质补充剂对健康的、营养均衡的人没有好处。

事实上，除了少数科学家外，多数科学家并未对维生素补充剂"狂热"。早在1942年，明尼苏达大学的研究者就在《美国医学协会杂志》上发表过一篇题为《维生素用于感冒预防》的论文。作者得出的结论是"没有任何迹象表明单一的维生素C、或者单一的抗组胺药物、或者维生素C加抗组胺药物会对上呼吸道感染的持续时间或严重程度有任何重要影响"。2002年，荷兰研究人员向600多名志愿者提供了复合维

生素或安慰剂，还是一样，没有差别。在一篇综述性论文中，发现至少已经有15项研究表明：维生素C无法治疗感冒。而无论是美国食品药品管理局、美国儿科科学院、美国医学协会、美国饮食协会、约翰霍普金斯大学彭博公共卫生学院人类营养中心，还是美国卫生与公众福利部都不建议补充维生素C用于预防或治疗感冒。

2013年12月，美国疾病预防系统回顾了从2005年至2013年共达27个、参与人数超过40万的，关于维生素补充剂与疾病预防的临床研究后，得出结论：没有证据显示维生素补充剂能降低任何死亡率、预防心血管疾病或者癌症。

此外，《内科医学年鉴》的一篇论文还表明：在一项长达12年的研究中，对年龄在65岁及以上的男性人群，长期每天使用多种维生素并不能改善认知功能。

此外，还有研究表明：健康成人将维生素补充剂当作保健品不但不补身，反而有风险

时任塞尔维亚和黑山的尼斯大学内科教授别拉科维奇，就和几位欧洲的研究人员在《柳叶刀》杂志发表文章，称他们对170 000名维生素服用者的14次试验综合分析后发现，服用维生素的人比不服的人，患食道癌的风险要大一些。而如果把1990年至2005年10月间国际上发表的68项研究分类，总体上看，长期服用维生素E的人死亡率会增加4%，长期服用β-胡萝卜素的人死亡率会增加7%，长期服用维生素A的人死亡率会增加16%。

2005年，发表于《美国医学协会杂志》的一项研究对通过对服用高剂量维生素E来预防癌症的9000多人进行评估，发现维生素E服用者比不服用者更容易患上心脏衰竭。2007年，美国国家癌症研究所的研究人员观察了11 000人，其中一些人服用复合维生素，另一些未服用。结果发现服用复合维生素的比不服用的死于晚期前列腺癌的风险高出一倍。

2013年年底，《内科医学年鉴》回顾了目前所有的关于维生素补充剂的大型的双盲试验结果，并认为证据已经很充分。绝大多数营养补充剂不能预防疾病或者延迟死亡，没有值得信服的医学证据支持普通人群服用维生素补充剂或者矿物质补充剂，尤

其是复合维生素。普通人群应该避免服用，因为对他们来说服用的效果弊大于利。

甚至连制药商辉瑞自己也称复合维生素的主要目的仅在于帮助人们弥补通过饮食摄入的营养不足的情况，而不是为了诊断、治疗、治愈或是预防任何疾病。《华尔街日报》文章的标题更是直接问道："这是维生素热的终结吗？"

在不间断的质疑声中，维生素补充剂保健又是如何形成热潮的

维生素补充剂能被视为"健康补品"追捧有其先天优势

与很多保健补品常常以传统当作由头不同，维生素对维持人体健康的必要性是有科学研究支持的，而这些科学证据也就成了维生素补充剂保健作用的"理论基础"：

一方面，维生素为人体必需，对方方面面的生理功能有不小的作用

顾名思义，维生素就是指那些对维持生命有作用且必需的微量元素。从保护视力的维生素A到维持血红细胞健康的维生素B$_{12}$再到能保持骨骼和牙齿健康的维生素D，可以说人体正常生理功能的方方面面都要有维生素的参与。

另一方面，很多种类的维生素人体并不能合成，缺乏可引发严重后果

很多种类的维生素类似必须氨基酸，很多情况下人体不能自主生成。而一旦严重缺乏某种维生素，往往还会产生疾病。举个例子，在19世纪中叶，人们开始使用蒸汽动力磨坊机加工稻谷，褪去其富含维生素的外壳。白米饭变得越来越普及，一种叫作"脚气病"的疾病也因此盛行。脚气病使人的双腿失去知觉，行走困难。

尔后，在机缘巧合下，克里斯蒂安·艾克曼（Christiaan Eijkman）发现麸皮中含有生命所必需的物质（维生素B$_1$），并对治疗脚气病有效。他还因这项研究获得了1929年的诺贝尔医学奖。1912年，波兰的化学家Casimir Funk将这种化合物称为"重要胺"（vital amine），维生素（vitamin）就是由此而来，而其对健康的作用也渐渐得到重视。越来越多的因缺乏维生素而患的疾病也被发现，如缺乏维生素D会

导致佝偻病、缺乏维生素C会引起败血症、而缺乏维生素A会引发夜盲症等。

最后，由于人体必需维生素种类很多，要在食物中均衡获取并不容易

虽然对人体正常生理机能有重要作用，且缺乏会产生严重后果，但由于某些特定的维生素往往仅在某一类食物中存量丰富，所以想要均衡获取维生素并不容易。

来自英国国民卫生服务官方网站（NHS Choices）的《维生素与矿物质》便比较详细地罗列了各种维生素及其所富含的食物：维生素A往往存在于绿、黄色蔬菜和乳制品中，B族维生素多存在于肉类和鸡蛋中，维生素C更多存在于水果之中，而维生素E则需要从坚果以及种子中获取。

总结来看，维生素是人体必需却难以自身合成，想从食物中均衡摄取需要保持食物的丰富性，也并不容易，而这些也成了维生素补充剂能被视为保健品的基础。

维生素补充剂能在全世界形成 "维生素保健热"还有后天机缘

20世纪70年代，一位诺贝尔奖得主大力吹捧使维生素以"健康补品"的角色为人所知

维生素补充剂被从治疗严重营养不均衡或某种疾病的药物，变成人尽皆知的"补品"，这其中的变化绝对绕不开一位两次获得诺贝尔奖的著名化学家鲍林（Linus Pauling）。用《大西洋月刊》采访的费城儿童医院的传染病专家保罗·奥菲特（Paul Offit）的话说，如今全球这场全民对维生素补充剂的狂热迷恋或许都可以追溯到他的身上。

鲍林分别因对化学键本质的研究以及蛋白质的结构研究为学界所知。1961年他还出现在《时代周刊》年度风云人物专辑封面上，被誉为有史以来最伟大的科学家之一。

与在化学领域不同，鲍林对维生素的大力推崇却引发争议不断。鲍林于1970年出版了《维生素C与普通感冒》一书，提出每天服用维生素1000毫克或更多的维生素C可以预防感冒。1979年，鲍林又与他人合作出版了《癌症和维生素C》一书，建议每个癌症患者每天服用10 000毫克或更多的维生素C，而他自己每天的服用量是12 000毫克（最高峰时为18 000毫克，为推荐摄入量的数百倍），因为他"相信这种简单的方法将十分显著地改善癌症治疗的结果"。

然而鲍林的观点一直受到质疑。当时美国卫生基金会就告诫公众：每天服用1000毫克以上维生素C能预防感冒的说法证据不充分。美国医学协会也发表声明：维生素C能预防或治疗感冒、维生素C抗癌的作用都未经证实。

但尽管如此，鲍林的书还是十分畅销。平装版印于1971年与1973年。三年后发行名为《维生素C、普通感冒和流感》的增补版，承诺可以预防正被预警的流感疫情。与此同时维生素C的销量呈现两倍、三倍、四倍的飙升。药房库存供不应求。到20世纪70年代中期，有5000万美国人听从了鲍林的建议。维生素生产厂商甚至将其称为"Linus Pauling（鲍林）效应"，并因此赚得盆满钵满。

鲍林并未就此罢休。紧接着，他声称如果将维生素C和大剂量维生素A（25 000国际单位）、维生素E（400～1600国际单位）以及硒和β-胡萝卜素一起服用，则不仅可以预防感冒和治疗癌症，还可以治疗几乎所有已知的人类疾病。当艾滋病病毒于20世纪70年代出现在美国时，鲍林也声称维生素对其有效。

在一些科学家和厂商鼓吹下，维生素补充剂保健最终成了百亿美元产业，中国也追随其后

1992年4月6日，《时代》发表封面文章，封面画面上满是五颜六色的药片和胶囊，文章宣布："维生素的真正威力：新的研究表明维生素可能有助于对抗癌症、心脏疾病以及衰老的侵袭。"这篇由阿纳斯塔西娅·托菲克西斯撰写的文章与鲍林缺乏根据的、被证实为错误的"大剂量维生素奇迹"观点遥相呼应。托菲克西斯在文中写道："越来越多的科学家开始怀疑传统医学对于维生素以及矿物质作用的看法太过局限。远超通常推荐量的大剂量维生素可以预防诸多疾病，包括先天性缺陷、白内障、心脏疾病和癌症。更加激动人心的是，维生素可以延缓衰老的侵袭、这无异于一道曙光。"

看到文章后，维生素厂商的游说团体、国家营养食品协会（NNFA）紧紧抓住了这次机会，他们甚至把《时代》的文章称为"这个行业的分水岭事件"。由此，"复合维生素是保健品"这一有少部分科学家和行业抛售给美国人、在主流科学界从未得到任何数据支持的概念被越来越多的人所接受。

仅在美国，根据疾病控制和预防中心（Centers for Disease Control and Prevention）进行的一项全国健康调查显示，1988～1994年还只有30%的人服用维生素补充剂，到了2003～2006年间，这个数字上升到了39%，所有的营养剂使用人群从42%上升到了53%。2010年美国的补充剂（包括维生素以及其他补充剂）市场甚至扩张到了280亿美元，成了一个庞大的产业。

而从全球看，仅维生素产业（不包括其他补充剂）2012年销售额也达到了234亿美元，较2011年提高了3%。复合维生素的销售额当年更是增长了2.5%，达到142亿美元。中国的情况也不例外，中国维生素、矿物质及膳食补充剂市场在最近几年一直在增长。根据英敏特的研究，在2007～2012年间中国维生素和矿物质市场总销售额的年均复合增长率达到了13.7%，从2007年的113.6亿元人民币飙升到2011年的190亿元人民币。

退一步，即便国人营养不均衡，也不该任"维生素补充剂热"发展

现有的大量研究已经可以证实，对营养摄入均衡的正常人来说，摄入维生素补充剂有害无益，但对营养摄入不均衡的人呢？是不是摄入维生素补充剂更好？

较之很多国家，中国的强化食品并不普及，营养不均衡现象普遍

从全球看，除少数贫困国家，人们摄取的食物其实或多或少都"存在热量过剩，营养不足"的现象。以中国来看，根据中国疾病预防控制中心营养与食品安全所2012年发表于《营养学报》的《中国成年居民营养素摄入状况的评价》，目前仍

有50%左右的国人硒摄入不足，40%左右镁摄入不足，80%左右维生素B_1、B_2摄入不足。

而相比之下，美国的情况就要好一些，究其原因，美国、英国、加拿大以及丹麦等国家，在食物中强化添加部分微量元素的"强化食品"的普及率要远高于中国。实际上，早在1941年美国FDA就根据当时国内患脚气病和贫血症者较多的情况，做出在小麦粉中添加维生素B_1、维生素B_2、烟酸、铁质等的规定。现在美国一般的小麦粉和面包粉都添加强化剂。因此，中国的情况还和欧美有些不同。

但即便如此，不分青红皂白地使用维生素补充剂也不是一个好选择

由于强化食品种类少，国人的营养不均衡，特别是部分微量元素摄入不足情况是十分普遍的。但即便如此，对于这些营养不均衡的人来说，服用大剂量的维生素保健品也不是最佳选择。

因为前面提到了，已经有大量研究证明，过量服用某类维生素会增加健康隐患。对于这类营养不均衡的人来说，咨询医生后，有针对性地补充某一类营养素和食物相较于服用维生素保健品，特别是复合维生素保健品，是更划算且科学的选择（比如孕妇针对性地补充叶酸，骨质疏松患者针对性地补充维生素D等）。

在中国，确实有相当比例的人存在营养不均衡，且强化食品种类并不丰富的情况。但维生素补充剂所面临的问题，更多时候仍然是需要补充的人负担不起或不了解，而不需要补充的人，过量补充不仅无用甚至还有害。

> ◎结　语：主流医学界已经对"维生素热"有了明确的结论：健康成人服用维生素补充剂不但无益甚至有害。而面对国内仍旧疯涨的维生素补充剂和保健品市场，也是时候给它们降降温了。

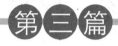

一切神化了的
减肥增高都是欺骗

　　减肥、增高、防治近视……人们对体态美的迫切需求、家长对子女健康成长的关切，让骗子有了浑水摸鱼的机会。爱美之心人皆有之，关爱子女也是人之常情，面对各种虚假的减肥、增高、防治近视的物理器械和药品时，我们要学会理性对待。当我们了解相关科学的研究现状后，就知道该对这些药品和器械说"不"了。

◉王 杨

瑜伽：时髦背后有风险

瑜伽，已经成为全世界最为风靡的"运动"之一。在国内外，许多明星都是出了名的瑜伽爱好者，好似不修习下瑜伽就严重落伍了。甚至还有港台明星抛弃了主业，转行成为瑜伽师。与之相应的是，普通民众也加入了浩浩荡荡的瑜伽爱好者队伍，满大街都是瑜伽馆。

在多数人的印象中，瑜伽就是一种时髦的健身运动，能减肥、宜身心。不过，这种想法未必正确。

瑜伽作为"运动"并不能消耗多少热量，而且对大部分人来说，搞不好会损伤身体。

瑜伽原本不是运动，而是宗教

瑜伽其实是古印度一种宗教或一种宗教"修行"

大部分人都把瑜伽当作一种健身"运动"。而瑜伽教师会说，"瑜伽"一词指的是梵我合一的"境界"，是身、心、灵三者的升华。这样说十分玄乎，也笼统。

"瑜伽"一词最早出现在三四千年前的典籍《梨俱吠陀》中。具有"轭、给牛马上驾具、捆绑、获得神通力"等多种内在相关的含义。后来才成为了一种修行的方法。古印度人认为人的欲望很难控制，要驯服就得有高超的技巧，这种制服欲望，从"低级的自我"通向"高级的自我"的方法就被叫作"瑜伽"（这里把欲望比作牛马，所以就用驾牛马的工具"瑜伽"来代指修行方法。）

瑜伽最早的实践就是在宗教中，先是游离于正统婆罗门外的雅利安人，后来又传回了正统婆罗门教，再传到了当时新兴的佛教。在印度佛教中有一支就被称之为"瑜伽行派"。而在印度教的重要典籍《薄伽梵歌》中，瑜伽是一个重大的主题。

这部古籍也第一次在理论上提到了瑜伽的四种主流形态：业瑜伽、智瑜伽、信瑜伽和王瑜伽。这些都和现在那些花里胡哨的体式无关。以业瑜伽为例，业是指人做什么就有相应的业报。而在婆罗门教的教义认为，在种姓社会里，每一个人都在一定的社会等级中，都有与自己的社会等级相应的社会职责与生活规范。业瑜伽就是要不管后果不论动机，只按照自己的社会职责去做事，是"刹帝利"（王种）就得投入战争，别可怜众生的性命。

因此，瑜伽就是一种宗教或者说宗教的修行法门。但是，不管哪个形态的瑜伽和身体关系都不大，因为长期以来身体在印度正统思想中都持否定意味。

成为健身运动的瑜伽，理论基础是"三脉七轮"

到了"后古典瑜伽"时代，代表是瑜伽奥义书、密教和诃陀瑜伽。这一时期才真正有了和身体有关的瑜伽。密教和诃陀瑜伽都主张神形合一。它发展了一套和中医的经络学类似的学说，认为人体是由许多脉管构成的，人的生命是它通过脉管进行环流，而宇宙的能量则潜伏在脉轮里。瑜伽修炼的直接目标，就是要打通这些脉管之间的能量通道，而其中最为关键的，是要唤醒脊根轮沉睡的能量之蛇——如同百万太阳般耀眼的"军陀利尼"能量蛇，使之在身体中逐级上升，依次通过生殖轮、脐轮、心轮、喉轮等，最后达到与人体最高精神中心——顶轮。这就是所谓的三脉七轮。事实上，在古代，世界各地都有着这样"天人相应"的观点。而不管是密教瑜伽还是诃陀瑜伽正统都必须是秘传的，否则信者就会认为这僭越和亵渎了，练习者还很可能险象环生。（参考：欧东明：《薄伽梵歌》的"四瑜伽"学说）

而目前世界各地流行的也是这种崇尚身体修行的瑜伽流派——哈他瑜伽。

瑜伽没有那么神奇，还可能损伤身体

根据美国消费者产品安全委员会最新的数据，平均一年接到的练习瑜伽造成伤害的病例有5500例左右。看似不多，不过，"美国运动数据"指出，平均每10 000例瑜伽损伤中只有两例得到报告并纳入统计。

流行说法：瑜伽"包治百病"，特别是减肥

有报道称，全国练习瑜伽者90%以上是女性，而她们的目的多是减肥、塑身。除此之外，一些瑜伽机构还宣传，瑜伽"可治愈或者减轻疾病，如贫血、高血压、低血压、关节炎、失眠、头疼、心脏病、肾病、忧虑、肥胖、哮喘、风湿、糖尿病、胃炎、肩关节炎、支气管炎、静脉曲张、月经不调、神经衰弱、坐骨神经痛"。一位印度很出名的瑜伽导师还宣称瑜伽可以治愈艾滋病和癌症。

瑜伽其实对减肥没什么作用

减肥没有捷径，靠的是少吃、多运动。然而瑜伽可不是什么运动。一堂瑜伽课消耗的热量其实非常小。一个体重为68千克的人练习一小时最流行的哈他瑜伽消耗掉150卡热量，但是如果他以每小时三公里的速度走一小时，就可以消耗311卡。研究表明：练习瑜伽对改善心血管健康是没有帮助的。

那么，广受推崇的减肥利器"高温瑜珈"又如何呢？在高温的环境，身体为维持正常的生理机能，会更多地排汗，但这并不等于燃烧脂肪。实际上，这"减去"的体重，绝大部分是水分，而它们必须要补充回来。高温瑜伽还可能导致体液失衡，伤害人体健康。

当然，诸如治疗贫血、高血压、低血压、哮喘等说法，实在是没有一星半点的科学研究能够支持。而目前比较认可的瑜伽的好处是，能够让人身体更灵活一些。

可怕的是，瑜伽可能伤筋断骨，瑜伽大师也不能幸免

成年人的韧带和骨骼结构都已经发育成熟，关节，特别是脊柱关节，在超生理位置上过度活动，超过了韧带和骨骼压缩、伸展的范围，往往就会造成损伤，这种活动，就是所谓反关节运动。另外，脊柱的前曲、后仰、左右旋，都是有一定限度的，超过了限度就会造成伤害。而在练习瑜伽的过程中很多人都会去追求"超越极限"。据悉，韧带拉伤、软骨撕裂、关节炎症、神经痛、跟腱撕裂、腰椎盘突出等是常见的"瑜伽病"。

瑜伽的许多常见体式其实都不符合人体生理结构。以常见的肩倒立、头倒立为例，颈椎的结构由于生来是为了支持重量很轻的头部，所以不需要强有力的肌肉组织，这就使灵活的颈椎因为没有强有力的肌肉组织保护和支持而显得非常脆弱，一旦受到外力的作用受伤，就可能会造成严重的后果。

这就是为什么连许多知名的瑜伽导师也不能幸免于难。印度外科医生Ashok Rajgopal透露，他已为印度多位瑜伽大师进行过膝盖骨移植手术，其中包括通过电视表演闻名全球的"宗师级"瑜伽大师Swami Ramdev。他们都是过度练习瑜伽而使膝盖劳损的"鲜活证明"。

除了外科疾病而外，瑜伽还可能导致中风、脑损伤、视网膜脱落等疾病。（本部分根据《骨科医生破解瑜珈伤身密码》）

净肠术等体式之外的瑜伽练习也很危险

有瑜伽教练还会向学员推荐除了体式练习而外的瑜伽"法门"，比如瑜伽清洁法中的净肠术。练习者在早上空腹状态下喝进成杯的温淡盐水，做五六个扭转胃腹部的瑜伽动作，不一会儿就"狂上厕所"。如果还不行，就用手指刺激喉咙将废物吐出，号称能起到排毒养颜的作用。而最恐怖的就是布带净胃术。将一条宽四指、长20多米的布带蘸温水，慢慢吞下，然后一点点将布带从胃里拉出来。

事实上，人吃饭以后8到12小时，胃里面所有的东西都可以通过十二指肠进入小肠，胃里面是清洁的，没有任何东西，通过胃镜我们可以看得清清楚楚。而一个布

条吞入胃内再从里面拉出来，对人的食道会造成一定的损伤，同时严重刺激人的咽部。另外，对一个正常人，人为地喝进盐水促使他强烈呕吐，对健康应该没有什么好处，至少对病人的食道或胃黏膜会有创伤。（本部分根据《瑜伽无国际标准——多数教练教授方法有害健康》）

人们觉得瑜伽有用多半因为"安慰剂效应"

所谓"安慰剂效应"即通常所说的心理作用，是指健康和行为上可测量、可观察的积极变化，但这并非病人接受了药物或手术治疗所产生的。可以说，"安慰剂"是一种积极的心理暗示。而在"安慰剂效应"中有三个条件：病人有强烈的恢复愿望、医生对病人而言意味着权威、病人非常相信医生的话。把这三个条件套到瑜伽教练和练习者的关系同样适用。

另外，有些人平时很少运动，一开始练瑜伽的时候肌肉没那么僵了，一时就觉得舒服，但是长期下去对身体的损伤却很难避免。还有很多人练习瑜伽受损而不自知——或者认为是正常现象，或者以为是别的引起的。

混乱产业化让瑜伽更凶险

练习者：被简单、时尚所迷惑

瑜伽本来就不适合大多数人练习，可是偏偏又很流行。

一是因为瑜伽看上去很"简单"，比起其他运动来，瑜伽就是调整几个姿势而已。

二是因为瑜伽很时尚、很迷人，好莱坞明星都是瑜伽的忠实拥趸，时尚杂志上也经常有瑜伽的介绍，这对于许多追求时尚的爱美女性来说当然吸引力无穷。

教授者：行业无标准，十天半月就能速成一个教练

在国内，目前还没有一家官方认证的瑜伽培训机构，更没有通用的瑜伽教练证书。然而，根据中国媒体公开报道，在北京、上海、广州、武汉等城市，短则几

天，长则3个月，瑜伽教练便速成出炉，执业上岗。各种资质认证更是叫法不一，无章可循。而根据流行的说法，一个真正的瑜伽大师往往需要至少20年的潜心修炼。如此混乱的教练市场，教练自己都不专业，更别提教授学生了，这就更大大地增加了练习者受到伤害的风险。

经营者：巧立名目，连孕妇瑜伽都想了出来

根据2008年4月《中国青年报》的报道，在全球，练习瑜伽的人群正以每年50%的速度递增，美国瑜伽练习者每年大约新增70万人，而在中国，80%以上的健身馆都开设有瑜伽项目。瑜伽已然成为了一个香饽饽产业，据估计在国内的产业链价值已经在百亿元以上。

经营瑜伽的入门门槛也很低，对场地设备基本无要求，所以许多小区都开有瑜伽馆。而有实力的从业者就宣传自己是正宗，抬出种种招牌，号称自己是"国际瑜伽协会"或者"世界瑜伽协会"等组织的成员。事实上，前者是一家在中国香港注册的皮包公司，后者也不是什么行业协会，而是印度一个瑜伽机构的名称。该机构宣称自己通过了ISO国际质量体系认证，可ISO根本就没有瑜伽认证项目。许多机构也不断变着花样推出瑜伽项目，甚至连亲子瑜伽、孕妇瑜伽都想了出来。

监管者：绝对缺位

在中国，混乱的瑜伽行业并无任何监管。目前被广泛当作是健身运动的瑜伽还没有在体育总局立项。也就是说，想开一家瑜伽馆不需要到任何一级政府体育运动管理部门进行资质认证或登记备案，只需要在工商、税务、卫生和消防等部门办理基本手续即可，这不比开一个烟摊麻烦。

瑜伽的其他争议

在中国台湾，曾经有人教授"谭崔瑜伽"，即和性爱有关的瑜伽。参加讲座学习的男女彼此都不认识，被安排配对后，练习性爱瑜伽。而"谭崔"在中国大陆也不鲜见，比如著名的"李一大师"的白云观就有过这个课程。

实际上，在一些宗教色彩浓郁的瑜伽教学中，要求学员对导师十分忠心，如此一来学员也很容易被洗脑。奥姆真理教就是以瑜伽活动为起点的。

另外，对导师绝对忠心的氛围还可能造成学员不断地"捐款"供养导师。为此，Dahn瑜伽的创始人被告上法庭。原告们表示，他从成员那里搜刮大量的钱财，保持着绝对领袖地位。

⊗结　语：有着神秘色彩的舶来品瑜伽一经包装自然成为抢手的俏小姐。但是，人们对于这朵玫瑰身上的刺也需要了解一下了。

丁 阳

为什么世上没有增高药

"快速长高8厘米，35岁前都有效！" "你的身高我来改变" "增高我最强"——这一句句广告是否都让人异常熟悉呢？对于大部分人而言，这些广告无非就是骗钱罢了。早在2003年，央视等媒体就揭露过各种增高药骗局。

然而，总是有一小部分对增高有迫切需求的人，不死心地追逐各种增高神药、神奇疗法，寄望在这身高歧视的社会找回自尊。而结果基本上都是金钱白白打了水漂。

要想不再被骗，就要从理论上认识为什么世上没有增高药。

身高是由什么决定的

身高60%～80%是由遗传决定的

一个人能长多高，这是由其发育时期骨骼的生长状况来体现的。骨骼能长多长，取决于发育时期生长激素的控制以及发育时的外部环境。生长激素如何作用于发育，则由遗传来决定。

尽管遗传与环境对人体身高的作用机理十分复杂，但通过亲属、双胞胎等情况的研究，有证据表明：人类长多高，60%～80%是由遗传决定的。例如，姚明能长这么高显然是因为他父母本身就很高。

统计研究表明：在亚洲和非洲等地区，身高受遗传因素影响相对较低，在65%左右，但随着整体营养水平的增高，身高受遗传影响的因素开始增大，例如在美国、欧洲等地，遗传对整体身高的决定程度高达80%。

其余由发育时期的环境因素决定

外部环境对发育的影响，主要体现在是否为发育提供了所必需的营养——最重要的是优良蛋白质和钙，主要通过肉、鱼、蛋等动物蛋白质摄取；还体现在医疗水平是否足够高，如果一个人在发育过程中总是处于不健康状态——例如患有寄生虫病，就会影响营养的摄入。除此之外，适度的体育锻炼、合理的睡眠也对发育的好坏有影响。

当这些外部条件完善到一定程度时，环境因素对身高的影响就开始减弱。例如，20世纪50年代到80年代，随着日本经济的起飞和国民生活水平的提升，日本人迎来了身高快速增长的黄金时期，但从90年代末起，日本人的平均身高几乎就不再增长，说明营养供应的水平已经到了一个非常充分的程度，不再成为抑制身高增长的关键因素。

事实上，近年来中国在孩子发育外部条件的整体营造上，已经有了长足进步，大规模调查显示，97%～98%以上的中国孩子是正常生长的。中日学生身高的对比研究也表明：中国学生的身高正大踏步追上日本，中国沿海大城市学生的身高已经超过了日本的平均水准两厘米以上。

当发育的外部条件营造好后，孩子自身的发育便不必担心了。每个孩子都有自己的发育规律，有的孩子是早发育，有的孩子是晚发育。同龄的孩子之间可能会出现身高差距，这是由于其发育的早晚不同造成的，不需要人为干预。发育会一直持续到青春期的晚期。

而一般当女孩到18岁以后，男孩到20岁以后，骨骼愈合，发育周期结束。此后身高不可能再有明显的增长。

如果说，在现代社会下，还有什么因素是对孩子的发育有明显不利影响的，那就是妇女在怀孕前没有充分做好准备，为了保持体形而体重过轻，导致孕中的胎儿营养摄入不足，这有可能会导致孩子未来的身高低于预期。

受疾病影响身材矮小可以治疗，但这绝不是增高

在有些情况下，孩子发育过于缓慢，这确实有可能是因为一些疾病影响了生长激素的分泌，从而影响了身高。这可以到正规医院的儿科或内分泌科做体格检查，找到影响身高的原因，通过治病恢复生长。然而，这只是治病，而绝非增高。美国FDA除了在2003年批准过可以用注射生长激素治疗生长激素缺乏症（仅针对最矮小的约1%的人群）外，从来没有批准过任何增高药。国家食品药品监督管理总局也宣称，从未批准过任何增高药。

然而，尽管学者指出，绝大多数中国人尤其是年轻人的身高处于正常水准，但在这到处充满身高歧视的社会，仍然有相当多的人对自身的身高不满意，试图寻找一切方法来增高。这就是为什么中国的增高药市场仍然如此火爆——很容易检验这一点：在购物网站上输入"增高药"，能返回成百上千条结果。一些售价多达几百元的增高药，往往在一家店里一个月内的销量就能破千，成交额破十万元。关于增高药的广告也是层出不穷。

这些掏钱的消费者未必也都相信所谓"增高药"的疗效，他们的想法是，科技进步这么快，即使广告上所描述的"6月长8厘米"有夸张成分，但总归有"一丁点"的作用。

这些增高神药，到底有没有"一丁点"的作用呢？

这些增高说法都是"忽悠"

忽悠一：宣称可以实现再发育

这种增高药广告从骨骼发育的原理入手，看似专业，实则极具欺骗性，出现得极为广泛。这类产品通常号称具有什么"生长因子"，宣称"本产品能够刺激分泌生长素，让软骨细胞不断分裂增殖，延长骨细胞的繁殖周期，同时修复骨细胞中的染色体端粒，延缓骨骺线闭合。当骨细胞分裂并不断繁殖时，新骨逐渐形成，骨骼

实现生长，人体就自然长高"；"开启骨骼线，实现再发育"。怎么个延缓法呢？有些产品称能延缓骨骺线闭合至25岁，有些则宣称能到35岁。

事实上，这些所谓"生长因子"口服是无效的，只有通过注射才能用来治疗某些侏儒症。疗效也不能使正常人增高。

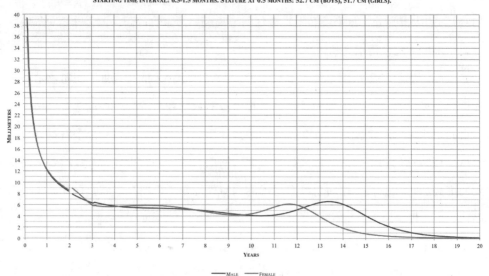

HUMAN HEIGHT GROWTH PER MONTH, UNITED STATES (50TH PERCENTILE)
STARTING TIME INTERVAL: 0.5-1.5 MONTHS. STATURE AT 0.5 MONTHS: 52.7 CM (BOYS), 51.7 CM (GIRLS).

美国男女身高每月平均增高高度表

资料表明20岁以前男女都已经停止生长。而所谓"延缓骨骺线闭合"甚至"重启骨骼线"也是违反生理规律的，虽然有些情况下确实到25岁骨骼线才完全闭合，但女子其实早在16岁，男子早在18岁最晚到二十一二岁骨骼线就不起作用了。所谓骨骼实现再生长完全是无稽之谈。

忽悠二：打着国家认证的招牌，把保健品当药

这种所谓"增高药"，则是典型的把保健品当"药"，以国家食品药品监督管理总局正式的保健品许可批文做卖点。这种增高药在打广告的时候还往往宣称别的增高药是假的，是国家没批准的，甚至附上一些以往的增高药打假新闻，来反衬自己这个"药"有多正规，多有效。

然而在批文中，这类"保健品"的功效却往往笼统地注明"促进生长发育"，原料也不过是一些常见的维生素和"天然食品"而已。但在广告里却明目张胆地声称能够"增高"。很多年前已有业内人士指出，这类产品在报批时一套说辞，售卖、打广告时一套说辞，严重误导消费者。

忽悠三：虚构"来自美国"，虚构专家做担保

2005年，电视上曾出现过一则美国增高新药——哈佛代高乐的广告，该药号称"由美国哈佛大学投资2.5亿美元研制"。3位国家权威部门和科研单位的官员和专家"高度评价代高乐"。被称为"国家食品医药管理局副局长"的赵靖俭说："哈佛代高乐研制成功是历史性突破，增高将不再是一个梦想。"而被称为"延边大学医学院院长"的张植法评价："我们对这个产品非常有信心，它肯定能够实现整个亚洲地区青少年朋友的增高梦想。"据说是"中国青少年成长促进协会会长"的李立伟也号召青少年服用这种增高药。

然而，事实上，哈佛代高乐广告中这3位被称作"权威机构和科研单位的官员和专家"都是冒牌货。但就是这样一条广告却在广东、陕西、河北等地频频播出，使哈佛代高乐卖出近20万盒，销售金额高达1600万余元。

这则广告最终被查处，然而"来自美国、日本"等地的神奇增高药仍然层出不穷。

忽悠四：磁疗增高机，中药增高、瑜伽增高……

这类基本上就是"旁门左道"了，例如一款"高峰睡眠增高机"，就打广告称利用磁力来刺激脚底穴位，成人使用后身高还可以再长高很多。这些说法显然没有任何可信度。

不过消费者在认识不清，信息不对称的情况下，仍然很容易上当。有位家长担心孩子长得慢，十三四岁两年时间才长了5厘米，被介绍去某"体育科技研究所"做检测后，对方开了一剂中成药和一剂美国的喷剂，称先看看能否"半年内长1厘米"——14岁的小孩正值发育期，半年长个1厘米都是很正常的，甚至还偏少。但若家长不警觉，以为长了1厘米必定是因为用药的缘故，那就白白成就假药了。

此外，还有什么增高鞋垫、增高食品、增高运动操，也不靠谱。

用增高药拔苗助长，不仅无用，而且往往有害。一些激素类的增高产品，短期内也许能够见效，但实质是促使骨龄加速老化，会影响长期的健康，并且也达不到长期增高的效果。

学者：我看到的所谓增高药有一二百种，都没有用

北京大学儿童青少年卫生研究所所长季成叶教授曾对市面上的增高药有过这样的总结："我所看到的所谓的增高药有一二百种。这些药从原理上来说无非就是这么三种：一种是明确的带有激素类或者是比较巧妙地使用激素的前提物质。从长远来看，对身高的促进作用不是持久的，甚至不如一个正常发育的孩子长得高。第二类大部分都是很正常的微量元素等。（这些药）有促进营养的作用，但并没有真正促进身高的疗效。第三类采用了国外的一些新的技术，还远远没有达到可以在人体身上应用的程度。这几类促进身高的药应该说对身高都没有明确的促进作用。"

断骨增高手术虽然有效，但风险非常高

季教授所谓采用了国外的一些新的技术，主要指的就是"断骨增高手术"，即把骨头打断，然后拉伸，但是这样做不仅成功率低，而且风险特别高，比如两条腿长短不一，或者骨头接得不端正，向前翻、向后翻，还有其他的风险。所以现在医学界都不主张这种做法。

前几年，西班牙医生还开发了一种新的手术，在颅骨顶部添加硅胶，以"显得更高"。这种方法，有多少人会有兴趣？

身材不高怎么办

青少年：多运动，补充营养

如果增高药都不靠谱，那该怎么办？

如前所述，对于发育时期的青少年，合理膳食，多运动，合理睡眠就是最好的"增高方式"，以充分挖掘出遗传决定的"高度潜力"。除此之外，并不需要什么别的"揠苗助长"。

已经过了发育期的成年人：需端正心态

对于已经过了发育期、骨骼生长已经停止的成年人，需要的是端正心态。诚然，"身高歧视"是当今社会的普遍现象，这种歧视短期内也难以消除，但身高本身并不决定什么社会地位。虽然高个的人在外在吸引力上占有一定优势，但矮个子也有自己的优势。据研究，人们普遍认为矮个子具有更好的社会适应性，例如灵活、可爱、聪明、活力、幽默等。在大多数人的心目中，他们被认为是不会自怨自艾、埋怨自己的身高的。而且他们甘于将自己的地位放低，在这个存在身高歧视的社会，能够更好地适应激烈的竞争。

> ◈结　语：世上没有什么增高药，也不需要什么增高药。当你感到忧郁时，不妨想想潘长江那句"浓缩的就是精华"吧！

◎ 刘彦伟

防治近视的器械、药品都是骗人的

如果把近视当作一种病的话，那么这种病实在太广泛太普通了，中国18岁以上的青年发病率高达75%，而全世界有1/4的人口患有近视。但是普通不代表简单，至今科学家都无法确认近视的发病机理，在防治方面也办法不多。

经验告诉我们，凡是科学还无能为力的领域，骗子就会出来浑水摸鱼。各种号称能防治近视的物理器械和保健药品充斥着媒体广告，利用家长对子女健康成长的关切骗钱。

当我们了解了近视研究的现状后，就知道该对这些器械、药品说"不"了。

近视之谜

大量研究表明近视与遗传有关

1961年，北京市教育局在全市范围的中小学生中进行了一次视力普查，结果显示，中小学生的近视率随着年龄增长明显增高。这一组调查数字，使当时的许多人意识到，保护中小学生视力已是当务之急，势在必行。

然而那个年代乃至之后的很多年，中国人对近视的深入了解都不多，人们只能把近视的原因归咎于一些表象。比如把容易引起眼睛不适的阅读习惯当成近视原因——长时间阅读、昏暗光线下阅读、车上阅读等；比如把物理损伤当成近视原因——人们认为电视荧屏的射线会损伤眼睛；比如把用眼习惯当成近视原因——人们认为近距离看书会使眼睛缺乏远视锻炼。

随着生物学的发展，科学家意识到人体的一些表现往往是由基因决定，而不是环境塑造的。这时候自然就产生了这样的想法：是不是也有一种"近视基因"，只要你身体携带了自然就会患近视？如果这种猜测是对的，那么近视者的子女应该更容易患近视。调查数据证实了这一推断：包括我国科学家在内的研究者做了非常多的调查，绝大多数都显示双亲有近视的子女更容易近视，将这些结论综合起来可知：如果父母两人都是近视，子女也会是近视的可能性高达33%～60%；如果父母只有一方是近视，子女近视的可能性降低到23%～40%；如果父母两人都不近视，则子女近视的可能性只有6%～15%。

针对双胞胎的研究更有说服力。我们知道，同卵双胞胎的遗传基因完全相似，而异卵双胞胎遗传基因不同，如果同卵双胞胎都患近视的比例显著大于异卵双胞胎，那么说明遗传基因对近视形成有很大的作用。我国上海的眼病防治专家胡诞宁在1980年发表的论文指出：他们对上海静安区中小学生中49对有近视的同卵双生子和33对有近视的异卵双生子进行比较，发现双生子同患近视的比例前者显著高于后者，双生子之间近视度数的差异前者显著低于后者，说明近视的发生与遗传基因有密切关系。2001年英国伦敦圣托马斯医院的科研人员对226对同卵孪生成年人和280对异卵孪生成年人的研究，以及丹麦研究者对53对同卵孪生成年人和61对异卵孪生成年人的研究，也得出了相同的结论。

这些研究说明，人体内的确有某个"近视基因"，如果你有这个基因，则可能会近视；如果没有，那么无论怎样"不健康用眼"也不会近视。但是对"近视基因"的研究还没有大的突破。

环境很可能会诱导"近视基因"表达

在胡诞宁先生研究的49对有近视的同卵双生子中，都有近视的有40对，一个有近视一个没有的有9对，一致率是81.6%；在英国的那项研究中，一致率是89%。也就是说，还有一些人携带了"近视基因"，却仍然没有患近视。这说明"近视基因"并不是一定会表达，而是需要某些环境因素引诱其表达。

人类告别农耕时代后，随着学校教育的兴起，近视的发病率也大幅攀升，比如走进学校的年青一代因纽特人近视率高达65%，而他们年过40的长辈们却没有近视，这说明教育很可能是"近视基因"表达的诱因。与学校教育兴起同步的，是人类饮食结构的变化，所以某些饮食也可能是诱因，因纽特人近视率的提高就可以解释为他们的食谱由鱼和海豹肉变成了面包、麦片、土豆和糖。

究竟哪种环境因素会诱发近视至今无结论

如果我们相信教育会诱发近视，那么可以进一步推测是教育中的阅读诱发了近视。但是，怎样的阅读方式和阅读时长更容易诱发近视呢？科学家们做了大量研究，这些研究的结论却不尽相同，我们目前只能以权威组织的结论为准。美国眼科学会2004年出版的宣传手册认为以下这些常见的说法都是错的：

1. 在昏暗光线下读书会损害眼睛。

2. 用计算机会损害眼睛。

3. 看电视距离太近会损害小孩的眼睛。

4. 视力不好的人应该避免阅读小字体书籍。

5. 眼镜度数不合适会损害眼睛。

6. 戴眼镜会让你变得离不开它。

防治之骗

一段惨痛经历

编者初一开始近视，家长先后买了一种治疗器械与一种治疗药品。

这种治疗器械是一个眼镜，只不过镜片的上半部分是玻璃下半部分是带小孔的塑料，号称看近处用玻璃、看远处用小孔就能治近视，结果用了一段时间除了让眼睛精疲力尽外啥效果没有。之后又尝试了药品治疗，这种治疗药品不是口服的，而是封装在一个眼镜框中，每晚睡觉要戴一晚，非常受罪，戴了一段时间不但近视没改善，反而右眼开始瘙痒，这种瘙痒直到现在还在困扰着编者。

当然，不能说眼睛瘙痒就一定是这种药品造成的，但这两样治疗手段让编者白白花钱又受罪是肯定的。

三种常见的防治近视骗局

今日话题多次介绍过，要证明一种医疗器械或药品有效，其过程和特征应该是这样的：经验不能决定疗效——必须有明确的药理——一定要经过试管和动物实验（器械不一定需要）——必须经过大样本随机对照双盲临床试验——研发耗时耗钱。而这些防治近视的器械药品连"药理"这一关都过不了——既然近视的成因我们都不知道，又怎么知道如何治疗？实际上只要你细究这些器械药品，会发现它们除了胡吹海侃之外，没有一点科学的影子。

药品号称能防治近视的药品，主要有四种：第一种自称秘方，连配方都保密，比如《强效明目散》；第二种号称"荟萃中药精华"或使用一些据说能"明目"的中药，总之是乱七八糟汇集一些中药材；第三种是"吃什么补什么"，比如以某种方式吃龙眼；第四种是利用经络和穴位，我们熟悉的眼保健操就是这个路数。这些药品或疗法当然都不靠谱。

器械防治近视的"XX仪"层出不穷，其行骗原理大同小异，这里就举一个还在热卖的"阿瞳视力训练仪"为例。这种训练仪的原理号称来自美国的威廉·贝茨，据说威廉·贝茨发明的防治近视方法20世纪60年代风靡美国。实际上，威廉·贝茨1931年就去世了，此人也并不光彩，他号称自己的方法可以恢复视力，但从未有过确凿证据，事实上他就是个搞伪科学的人，他的治疗方式甚至有"建议向太阳看"这样的荒谬内容，他供职的研究所和医院也因此把他开除。由于"阿瞳视力训练仪"的广告宣传中漏洞太多，这里仅举一例：广告宣传中说近视和遗传有关，治好近视可以免于"世代做眼镜的奴隶"，这种说法荒唐至极，就算这个仪器可以治好近视，还能同时改变基因？这种连医学常识都没有的理疗器械制造商，敢信吗？而就是这种骗人仪器，竟然还出了一大堆仿制品，可见其销售之火爆。

角膜塑形镜就是曾经的"OK镜"，"OK镜"2000年左右在中国火了一阵，后因问题太多被国家食品药品监督管理总局叫停。现在角膜塑形镜又卷土重来。角膜塑形镜能不能防治近视呢？答案是不能。因为角膜塑形镜既不能预防视力变差，也不能根本改变近视，它只是在佩戴后可以短暂地改变角膜形状、进而临时矫正视力，但不戴后角膜形状还会复原。所以国家食品药品监督管理总局说得很清楚，"角膜塑形镜主要是针对希望在一天的某一时段（如游泳和其他体育活动、社交等活动时）不用配戴眼镜仍能保持较好视力的患者"。而且"即使正确使用角膜塑形镜也仍然存在发生角膜内皮细胞减少、巨乳头性结膜炎等眼部疾病的风险"。

解决之道

隐形眼镜：留住美观，但带来麻烦

一些人、尤其是女性嫌框架眼镜太丑，就选择了隐形眼镜。隐形眼镜的确可以起到矫正近视而又不外露的作用，不失为一种选择，但是弊病也显而易见：

1. 有些人是不宜戴隐形眼镜的，比如患有眼睑炎、严重沙眼、结膜炎、角膜炎、泪囊炎、眼干燥症或青光眼等眼疾的人。

2. 对角膜有一定损害。当然如果能做到正确配戴，这种损害并不大。

3. 为了做到正确配戴，必须做好更换消毒等工作，非常麻烦。

准分子激光治疗：
除配戴眼镜外目前唯一的矫正手段，但有风险

有流言说，准分子激光治疗近视是个阴谋，是中国的医生为了赚钱把不成熟的技术用于临床。这种流言不可信。实际上准分子激光治疗近视已经被开发出来多年，在美国也很流行，而且有手术无痛苦、术后不易反弹等优点。但是和其他任何一项手术一样，准分子激光治疗近视手术同样存在着风险，不是任何人都能从中获益。究竟如何看待这种手术，强烈推荐阅读方舟子的《该不该动手术矫正近视？》。

> ◉结　语：看来，对防治近视我们得出的结论是悲观的，我们似乎什么也不能做，只能听任近视缠上大部分孩子。这有些残酷，但不甘心的结果，往往是跳进陷阱。

◎王 杨

戳破伪科学包装的减肥神话

减肥是个永远不过时的话题。这年头，时尚杂志上不刊登些如何保持好身材这样的内容，仿佛都不好意思出刊。电视频道里也没完没了地放着减肥广告，吹嘘着"快速、安全、不反弹"的神奇疗效。

不过，天下没有便宜的事情。许多减肥伎俩都用各式各样的"科学根据"来迷惑人。实际上这些所谓"原理"并不能真的甩掉脂肪，反而可能伤身。

到底最近流行的减肥神话背后的真相是什么呢？

神话一："燃烧脂肪"的左旋肉碱

左旋肉碱：宣称能燃烧脂肪

在西布曲明（减肥药"曲美"的有效成分）被禁之后，左旋肉碱变成了最受关注的减肥产品，十分风靡。

什么是左旋肉碱呢？顾名思义，就是从肉中发现的一种碱性物质，而左旋是一个化学术语，表示一种结构类型。1905年，两位俄国科学家首次从动物肌肉中发现和提取了肉碱。

后来，科学家们发现左旋肉碱负责把脂肪酸送到线粒体中。换而言之，它能够像个搬运工一样把脂肪运输到指定位置"焚毁"。而"焚毁"产生的能量能够供人体使用。（参考：东来《左旋肉碱减不减肉》）

据此，许多广告都会强调，补充了左旋肉碱就能够燃烧体内脂肪，达到减肥的目的。乍一看好像很有道理。

真相：左旋肉碱只是"搬运"脂肪，却无法"点燃"，人体内多余的这种物质都会被排出体外

左旋肉碱事实上就是个"搬用工"，把脂肪酸给搬运到线粒体，然后再把线粒体代谢过程中产生的有害物质给搬运出去。可是它的作用就限于此，燃烧脂肪的事情它管不着。倘若把线粒体比喻成一个火电厂的话，那么左旋肉碱就是负责运煤和废渣的车，车显然是不能发电的。

有一种假设是，倘若我们长时间高强度地疯狂运动，那么体内自己合成的左旋肉碱很可能就不够用。补充了额外的左旋肉碱之后，搬运到线粒体中的脂肪酸就更多，体内的脂肪也就能够燃烧得更多。不过这个假设并不成立。没有任何证据能够表明在同样的运动强度下服用了左旋肉碱的人脂肪燃烧得比没有服用左旋肉碱的人多。科普作家方舟子曾发现关于左旋肉碱减肥作用的临床试验很少，只有一项2000年澳大利亚墨尔本皇家工学院做的研究，36名中度超重妇女随机分成两组做双盲对照试验。实验组每天两次口服两克左旋肉碱，对照组口服同等量乳糖作为安慰剂，试验对象不知道自己被分在哪一组，研究者也不知道（即"双盲"），分组情况由第三方掌握，试验完成后再解盲进行统计，这样才能避免试验结果出现主观偏差。两组都做适度锻炼（一周4天每天散步30分钟）。8周后发现两组的体重和脂肪量的变化都无区别，说明口服左旋肉碱无助于减肥。

所以想要舒舒服服地吃点左旋肉碱就燃烧脂肪显然是不成立的。而通过"运动+左旋肉碱"减下去的脂肪其实是运动带来的，并不是左旋肉碱的作用。

并且，一个正常的健康成年人自身能够合成足够的左旋肉碱。假如吃多了，我们的身体并不会照单全收。超过身体所认可的正常值的左旋肉碱统统会被化为尿液排出体外——人体对于左旋肉碱在体内的浓度有自动调节的能力。因此，花大价钱去买左旋肉碱只是在制造昂贵的尿液而已。并且，有关专家表示，尽管目前国际上没有发现能够确切证明左旋肉碱有副作用，但是左旋肉碱主要通过肝、肾进行代谢，一旦服用过多可能会对这些脏器造成压力。有新闻称部分消费者在服用后出现发热、汗多、口渴、头晕、失眠等反应。（本部分根据方舟子《吃左旋肉碱能够减肥吗？》）

神话二："加快新陈代谢"的针灸减肥

针灸减肥：宣称能够调整内分泌，加快新陈代谢

针灸减肥这些年来也一直非常风行，成为许多美容院招揽顾客的保留项目。

根据介绍，针灸减肥通过刺激穴位来调解内分泌系统，加快新陈代谢，从而达到减肥的作用。其实，所谓的埋线减肥、拔罐减肥、刮痧减肥介绍的原理大致也是如此。

而针灸减肥也是以"安全、可靠、无副作用"而著称。

真相：扎针是虚，挨饿是实

专题《中医针灸申遗成功说明什么》曾经详细地介绍过针灸的来龙去脉。专题也指出，目前能够证实的针灸的疗效是止痛。有许多实验表明：针灸能够刺激神经系统分泌内啡肽，这是一种化学结构与吗啡类似的神经肽，有强烈的麻醉、镇痛作用。针灸所起到的作用和所谓的"穴位"并没有关系。因此，通过刺激穴位来调节内分泌这种说法本身就不成立。当然，内啡肽也没有减肥作用。心情愉快的人是可能更有激情去运动，不过这样把内啡肽和减肥联系起来太微弱了。

在网上流传着一份针灸减肥的注意事项。其中提到："针灸减肥固然有效，但也要配合饮食。在针灸减肥期间，要遵循这样的饮食原则：不饿不吃，饿了再吃，吃青菜以及瘦肉、蛋类，吃饱即可；不吃甜食以及肥肉、土豆、粉条等。"这也揭露出一个事实，针灸减肥其实关键不在针灸而在节食上。

2004年，当针灸减肥刚开始风靡的时候，就有记者去调查过很多家美容院，结果发现，几乎所有的针灸减肥都配有非常严格的食谱。记者不禁感慨，扎针是虚，挨饿是实。

另外，现在做针灸减肥的机构实在太多，很多地方的消毒等措施都做得不是很严格，那么，就有感染的风险。

神话三："想瘦哪里就瘦哪里"的局部减肥

局部减肥：宣称减去指定部位的脂肪

很大一部分爱美人士其实并不想减全身，不是嫌自己腰粗了，就是嫌弃自己臀部太大。所以，局部减肥应运而生。

局部减肥家族也成员众多。比如，每天都能在电视上看到的"摇一摇，甩掉多余脂肪"的腹部减肥仪；比如，很多美容院里都在大力宣传的"按摩按摩就瘦腰"的美容项目；再比如，美容杂志上宣传的各式各样的瘦腹、瘦腿精华乳……

真相：体重是可以减轻的，体形是不可改变的

美国坦普尔大学肥胖研究与教育中心主任加里·福斯特说："人们总幻想局部减肥，其实是不可能的。脂肪只能全身成比例的缩减，身材也是在原形的基础上变瘦。"同时福斯特还指出，对大多数人来说，是基因或者说是激素水平决定了你的身材。所以，体重是可以减轻的，体型是不可改变的。

这是因为人体是一个一体化的整体系统，而进行有氧运动减脂时，人体的脂肪也是在整体减少，而非只可以减少某一部位的脂肪。因此，许多女性在减肥时都会发现，自己的胸部也跟着"缩水"了。

当然，健身房里的确有各种各样针对各个部位的健身器材，但是它们不是用来减肥的，它们是用来塑形的——减脂之后，可通过进行无氧增肌运动来塑造局部的形体。

各式各样的减肥药与保健品其实都是人造神话

真相一：真正安全无副作用的减肥药现在还找不到

2010年10月，西布曲明被禁。这种药曾经占据了中国减肥市场的半壁江山。而西布曲明被禁的根本原因是，经过长时间的研究发现，西布曲明有诱发心血管疾病

的风险，风险大于收益。

其实，减肥药确实有作用。一般减肥药由以下两种渠道来减肥：其一，通过干扰脂肪消化、抑制脂肪吸收来减少热量摄入，从而实现减肥。其二，通过改变体内的肾上腺素或者血清素来抑制食欲。

然而，凡是减肥药都有副作用。有的药会伤肝，有的药会导致心血管疾病。即使是美国FDA批准过的减肥药，也有导致便秘、失眠等副作用。

事实上，既然是叫作"药"，当然是需要有病才吃。真正得了肥胖症的人在严格的医嘱之下服用减肥药是可行的。但是，生活中往往是许多并不是那么胖的人天天喊着要减肥，在吃减肥药。

国际上通用的衡量人体胖瘦程度以及是否健康的标准是BMI指数（身体质量指数）。BMI的计算方法是体重（千克为单位）/身高（米为单位）的平方。在中国，认为BMI在18.5至23.9是合理值，24至27.9是超重，而28以上是肥胖。

BMI在28以上是什么概念呢？相当于一个身高一米七的人体重却有80.92千克。这样的标准大部分喊着减肥的人都达不到。因此，对于大部分人来说，服用减肥药得不偿失。（本部分根据云无心《减肥药：效果越好，副作用越大》）

真相二：以泻药为主要成分的所谓减肥保健品也很危险

在中国，还有一类减肥品卖得很好。这类减肥品被称之为"减肥保健品"。主要是各种形形色色的减肥茶。

这些减肥茶其实就是泻药。长期服用泻药后，肠道蠕动会加速，加快将食物排出体外，导致肠道吸收营养水分的工作无法完成。因此体重肯定会下降，但这种下降是"面黄肌瘦"，与为了健康和美的初衷完全不搭界。而泻药之中还含有一些长期服用有致癌可能的物质。

减肥无捷径，唯有细水长流

催吐、不吃不喝也对身体危害大，减肥要顾健康

要想减肥的话，就得了解什么决定了人的胖瘦。一个人的胖瘦主要由3个因素决定：遗传、饮食和运动，此外还有情绪、环境和睡眠等多种因素。

不过好在先天的因素其实决定作用并不那么大，对人的影响占20%左右。所以就算天生容易发胖也的确是可以想办法来减肥的。

而减肥的道理只有一个，那就是摄取的热量小于消耗的热量。因此，最被认可的减肥方式还是少吃多动。

但是有人抵抗不住食欲，有人则讨厌运动，于是在最原始的减肥方法中也走了偏路。有的人在吃了东西之后催吐，把吃的东西又给吐出来。不过胃酸会腐蚀食道，长期催吐还可能得上厌食症，实在不可取。有的人抵抗得住食欲，于是就完全靠节食的方法来减肥。但是，长期节食对人体危害其实很大，还有人因为这样得了"脂肪肝"。靠节食减下去的肉在不节食的时候很快又长了回来，长回来的还是脂肪不是肌肉。

因此，要想减肥，就要保持良好的心态，慢慢来。调整好饮食结构，不暴饮暴食，多做运动，同时睡好觉（有研究证明保持充足的睡眠有利于减肥，睡眠不好时许多人的食量反倒会增加）。这样细水长流地减肥才对身体有益无害。（本部分根据神丙《减肥，细水长流才健康》）

结　语：有个好身材这样的美好追求当然无可非议。但许多商家也利用现代人急功好利的心理创造出了不少骗人的减肥神话。泡沫总有被戳破的一天，然而给身体带来的伤害却不一定能弥补。

◎王 杨

精油芳疗：
夸大其词的"万能黄金"

用植物精油作芳香疗法已经风靡了好久，不仅各大媒体有很多相关推介，许多以标榜时尚著称的名人也从来不吝啬对精油疗法的赞美。现在，别说大大小小的美容院，就算是街边的小按摩店，也都要来个精油按摩、精油疗法。减肥美容、减轻压力、杀菌止痛、帮助睡眠……到底精油是不是有那么多的作用呢？

精油其实是光合作用的产物

要搞清楚精油，首先要弄清楚精油到底是什么？《大英百科》中的解读是，精油是从单一的芳香类植物中通过物理手段萃取的不稳定物质。这个"精"当然指的是精华的意思，通过最古老的蒸馏法，100千克的桉树可以提取到2～3千克的精油，而玫瑰就很夸张，100千克的大马士革玫瑰只能有3～8克。物以稀为贵，说是"精华"也不过分。也可能因为如此，传说越来越玄妙，认为精油是植物吸取了天地之精华所得，是物质的灵魂。其实，这一切都跟光合作用有关系，植物在光合作用下，会产生一种叫作异戊二烯的物质，这种物质又会衍生出一种叫萜烯的物质，几乎所有的精油都在此基础上产生。

精油的所谓疗效几乎没有科研证明

就像迷恋燕窝鱼翅似的，越是难得的东西，就越会被赋予各种各样的功效和传说。精油会被用来通过香薰、按摩等手段来调理身体，这被称作是芳香疗法，由此也诞生出一个专门的职业叫作"芳疗师"。而的确对这种"疗法"有过一些科学研究。

精油的功效机制有两个假说，一个是精油通过皮肤渗透到血液中，然后再影响器官功能；二是精油能够通过嗅觉来影响大脑。后者更为主流。

科学家就在小白鼠身上进行实验。在欧洲和日本的研究发现，不同的精油能够有刺激或者舒缓情绪的作用，而面对压力和疼痛时候，小白鼠的应激行为也有所改变。另外，在日本的研究发现，精油能够帮助提高小白鼠的免疫力。不过，人和动物是不同的，在动物身上有用，不代表对人有作用，在动物身上的研究只是第一步而已。那么，在人身上的研究又如何呢？说起来就复杂了。

美国国家癌症研究中心和英国癌症研究中心对精油芳疗的功效做的科学评估是最多的。因为精油是否能够改善癌症病人的生活质量、帮助他们减轻痛苦、放松心情是一个值得研究的课题。这些科研力量强大的研究机构也对精油芳疗的作用有所评估。美国国家癌症研究中心就汇总了14个香油芳疗的临床研究，结果发现对于精油芳疗是否能够减压、促进生活质量的研究呈现出互相矛盾的结果，有的实验结果是有用，有的则显示无用。而对于治疗疼痛和感染的两项研究则显示，芳疗没有这方面的功效。

心理作用很强大，把清水当作精油一样"减压"

研究结果矛盾并不奇怪。学术期刊《精神神经内分泌学》曾经刊登过一篇论文，科学家用柠檬和薰衣草两种常见的精油，再加上清水（安慰剂）来做实验，受试者被分为了三组。科学家们先用冷水等方法刺激受试者，然后再对实验对象使用"芳疗法"。最后，通过分析去肾上腺素等指标来检测效果。结果发现，三组无论哪一组，在免疫指标方面都没有提升。而使用柠檬精油的一组实验对象，去肾上腺素提高，情绪更紧张。一向被认为能够舒缓情绪的薰衣草呢？的确，用过薰衣草的人情绪舒缓了，而问题是，使用清水的这组人也有一样的效果。也就是说，薰衣草的"作用"用安慰剂一样可以代替。安慰剂效应是一种心理作用，使用清水的受试者被告知他们所使用的是有用的精油，结果，强大的心理效应就产生了。进行该项研究的科学家的结论是，芳疗没有任何增进健康的疗效。

通过上面这个实验也可以看出，要想证明芳疗的效果，就得排除强大的安慰剂效应，而目前就缺乏可靠的研究。所以，面对很多对立的研究结果，只能说其中一些研究初步显示芳疗有减压的功效。而英国约克大学的学者在评估了大量的研究论文后则认为，这样的功效只是短暂的，并没有长期的效果。

除了减轻压力外，精油是不是可以改善睡眠呢？对此，美国国立医学院替代医疗研究中心就认为，用薰衣草或者甘菊精油是一种很流行的改善睡眠方法，一些初步研究表明其有一些作用，但是缺乏更深入的研究。至于别的那些"功效"，例如提高免疫能力；抵抗感冒和细菌感染；调节月经；治疗头痛和消化系统疾病……也都缺乏真正的科学证明。所谓的美容功效，科研证据就更是匮乏了。

一般而言精油是无害的，但是市场上鱼龙混杂，劣质精油危害大

当然，一方面精油被许多人狂热迷恋，被认为有这样那样许许多多的功效，另一方面，或许功效太多，懂得"物极必反"道理的人又很害怕精油的副作用，说得最多的是影响体内激素平衡之类的。其实，一些权威机构的结论都是，精油本身是低毒性的物质，大多数人使用都是安全的。不过，怀孕、哺乳、准备怀孕和有肾病、肝病、癫痫病、哮喘病等疾病的人群就要特别注意，慎重使用。另外，一些人使用精油后会皮肤过敏。美国国家癌症研究中心的资料指出研究发现，薰衣草和茶树油有一些激素作用。它们的作用和雌激素类似，所以使用的话会阻碍或者降低体内的雄激素水平。在还没有进入青春期的小男孩身上长期使用这两种精油会让他们

胸部变大。

当然，正规的精油毒性低，可劣质精油就不同了。在中国台湾地区，接二连三发生正在使用的香薰炉爆炸事件，造成不少人灼伤乃至毁容。结果就发现这些精油中都含一种叫作异丙醇的物质。这是一种廉价的易挥发溶剂，在高温时会分解产生毒气，容器可能会破裂、爆炸。所以，在这样鱼龙混杂的精油市场上就更要小心了。

◎结　语：精油被包装成一种"液体黄金"，甚至还流行富人玩精油玩到破产的说法，可见，破除一下精油神话是相当必要的了。

◉张春续

林志颖被打假：
长盛不衰的胶原蛋白骗局

2013年11月25日，方舟子对林志颖的"爱碧丽"胶原蛋白饮品提出质疑，令"口服胶原蛋白补充剂"再成焦点。实际上，近年来专业人士对胶原蛋白产品的质疑不断，但意外的是，众多胶原蛋白保健品仍长盛不衰。

对于延缓皮肤衰老，口服和外用胶原蛋白效果缺乏科学支持

胶原蛋白并非优质蛋白质，生物利用率低

根据营养学专业人士王兴国的说法：实际上，胶原蛋白并不稀有，是人类饮食中最常见和最简单的蛋白质之一，而且人体内的细胞是可以很容易地合成胶原蛋白的。

而被鼓吹的"胶原蛋白"中的"特色氨基酸"羟脯氨酸和羟赖氨酸，其实都是人体的非必需氨基酸（人体可以自主合成的氨基酸），这两种氨基酸在正常人体内，只要不缺乏营养和维生素C是都可以合成的。相反，从氨基酸平衡的角度来说，胶原蛋白还有硬伤，它营养质量比较低，完全没有色氨酸这种必需氨基酸（人体不能自主合成的氨基酸）。

中山大学公共卫生学院营养学蒋卓勤教授就曾对媒体公开表示：胶原蛋白是质量比较差的蛋白，生物利用率低，因为其氨基酸的构成不平衡。胶原蛋白是用下脚

料做出来的，多数取材鱼鳞或动物的皮。明胶就是胶原蛋白的一种，并没有多大营养价值。相比之下，胶原蛋白的营养远不如鸡蛋和牛奶所提供的优质蛋白。

口服胶原蛋白会和其他蛋白质一样分解为氨基酸，外用几乎不能吸收

对口服的胶原蛋白产品，在消化过程中胶原蛋白也和其他蛋白质一样。由于人体很难直接吸收蛋白质或多肽，口服蛋白质、多肽后，几乎都会在消化道消化成氨基酸后才被人体吸收。而对于少部分能直接被人体吸收的多肽，目前在相关领域的核心学术刊物上，也没有证据显示"胶原蛋白分解后产生的多肽"能对人体胶原蛋白的合成产生显著异于其他蛋白质的效果。

而外用的"胶原蛋白"护肤霜在理论上同样难以吸收，也没有权威研究证实它的效果。

伦敦大学药学院生物物理化学前教授哈德葛夫特认为："如果它（胶原蛋白保养品）真可穿透皮肤，进入到血液里面，那它就得归类为药物。"而英国巴斯大学药学教授盖伊态度更坚决："许多这类（胶原蛋白）产品称，胶原蛋白可穿过皮肤的上层组织，进入真皮层，并强化原本自然形成的胶原蛋白，这根本是胡说八道。"

实际上，不管是口服还是外用，目前都没有证据显示额外补充胶原蛋白对延缓衰老和除皱有什么特殊功效。而雅芳还曾因宣称其产品"在48小时内可以重建肌肤的胶原蛋白"这种不实广告而遭到美国FDA的警告。

被认可效果的仅有通过手术皮下注射胶原蛋白除皱，但存在风险

根据皮肤领域的权威组织"美国皮肤病学会"的说法，在各种胶原蛋白补充疗法中，唯一被认为有短期效果的就是在皮下软组织中直接注入胶原蛋白。这种疗法被认为可以在短期内填充皮肤空隙，达到除皱的效果。不过由于牵涉到外科手术，风险自然也不容小觑。早在1991年，美国食品药物管理局就曾对注射植入胶原蛋白的手术可能造成的健康威胁提出过"严厉警告"。

但从市场认知度看，
胶原蛋白却是"保健品界"的明星概念

"胶原蛋白"已成认知度最好"伪概念"之一，遍布各个领域

据中国保健协会2013年年中发布的数据，他们预计，在未来三年内，中国胶原蛋白市场每年都会以20%的速度增长。而现实的感知也印证了这种"疯涨"，根据媒体的综合调查，目前在中国，胶原蛋白产品十分丰富，以各种形态出现，有口服液、粉剂也有片剂。除了各类口服产品标注为"胶原蛋白"产品外，不少外用产品也在打胶原蛋白的概念，除了一些面膜、护肤液等标注含有"胶原蛋白"，甚至一些女士内衣都标注含有胶原蛋白，称可以"美肤"。

至于来源，既有国产的也有号称是进口品牌的。

"胶原蛋白概念"被过分滥用，一些科学机构直接将其视为最恼人的"伪科学"

2011年10月英国的《星期日泰晤士报》就曾报道，英国非营利组织"科学观念"（Sense About Science）被问及何种"伪科学"最恼人时，直指坊间关于胶原蛋白保养品的效果位居榜首（"科学观念"是英国以推广正确科学知识为宗旨的组织）。不只在英国，2013年11月初，科普网站"果壳网"也把"口服胶原蛋白美容"评为"九大商业伪概念"之一。

实际上，无用的"胶原蛋白美容"
受追捧是有规律可循的

胶原蛋白保健品所具有的一些特点使其在"保健品界"大行其道，而这些特点其实是很多成功的"伪科学概念"所通用的。

特点一：胶原蛋白本身对人体的确重要，但在产生机制却被偷换概念

胶原蛋白是人体组织结构的主要成分之一，也是人体内含量最多的一种蛋白质，约占人体蛋白质总量的30％，特别是人体皮肤成分中，有70％是由胶原蛋白组成的。

而且也有研究显示皮肤是人体表面积最大、最暴露的器官，也是最早老化的器官。而造成皮肤老化的主要原因就是皮肤中胶原蛋白的数量逐年在减少，一年大约下降1％。也正是因为如此，在"吃什么补什么"的朴素观念下，市面上就出现了各种各样的补充胶原蛋白的产品，并希望以此缓解衰老。

虽然这些保健品"补足皮肤胶原蛋白"的目的是对的，但却如前文所讲，它们有意地隐瞒了胶原蛋白在人体中易于产生的事实，将本来可以在人体内轻松完成的正常生理过程渲染为了"高科技"，并套上了各种"特殊功效"和"高效利用"的幌子。

特点二：单纯的"胶原蛋白和其衍生品"对正常人无毒副作用，相对安全

其实食品级明胶也是胶原蛋白的一个"马甲"，由于在自然界广泛存在（动物骨骼、皮毛中都有），蛋白质结构简单，制备和分解过程都不复杂。所以只要原料有保证，安全上是不用担心的。欧盟科学委员会于2000年4月确认了胶原蛋白产品的食用安全性能，美国FDA也认可胶原蛋白为"广泛安全食品（GRAS）"。实际上，除了少数肾病、肝病和糖尿病患者不宜长期大量服用外，胶原蛋白的确是个"无害"产品。而这一点，大大降低了这些保健品生产厂家因为安全验证所带来的成本和风险。

特点三：胶原蛋白及其衍生品制取成本十分低廉，容易获得高额利润

曾有媒体称自行送检的7款口服胶原蛋白产品中3款并未检出胶原蛋白的特征氨基酸—羟脯氨酸。不过，问题曝光不久，相关企业就强烈否认并亮出检测报告"自证清白"。

实际上，关于胶原蛋白造假的新闻很难"成真"，因为仅从成本角度看，企业根本没有造假必要。只要采用一般鱼类、畜类加工的"边角料"进行水解就能提取胶原蛋白。即便是不法之徒使用皮革下脚料水解提取，在营养指标上也无太大差距，只是有害杂质更多。

低廉的成本，几乎无技术门槛的提取技术，也难怪各个企业都一窝蜂地涌入"胶原蛋白"市场。

特点四：胶原蛋白美容效果难以量化判断，还常添加其他有效成分，谎言不易被戳破

美容和延缓衰老这种功效本来就难有标准，而正因为没有标准，谎言也自然不容易被戳破。

此外，其他保健品常用的套路胶原蛋白制品也在使用，声称是A物质，其实是B物质在起作用。说是低聚果糖其实起作用的是酚酞（泻药）；说是左旋肉碱其实起作用的是西布曲明（减肥药）。专业人士也普遍认为，口服胶原蛋白制品的作用来自安慰剂效应和添加其他物质（雌激素）。

而对于外用面霜和乳液，则常常添加包括维生素A、维生素E等这些已经被皮肤学明确肯定能够帮助皮肤保持弹性且同样成本低廉的成分来达到圆谎的效果（维生素A和维生素E对皮肤效果的资料来自美国匹斯堡大学皮肤学系副教授于2006年2月发表于《科学美国人》的文章）。

总体来看，胶原蛋白类保健品挂着部分科学理论的"幌子"，原料成本低廉，制取技术相对容易，安全性有保障，此外效果也不易评估。而这些特点几乎是"抗

辐射产品""小孔视力保健仪"和"磁化水"等"保健产品"所都具备的。

最后，在胶原蛋白保健问题上科学界和公众认知的矛盾值得深究

民众的科学素养欠缺，容易被概念混淆，而商家也乐得加剧这种混乱

据中国科学技术协会依据国际可比标准设计并组织的第八次中国公民科学素质素养调查结果显示，2010年，中国公民中具有基本科学素养的比例仍然只有3.27%。但对比一下历史上的其他国家和组织，目前中国的公民科学素养与日本（1991年3%）、加拿大（1989年4%）和欧盟（1992年5%）等主要发达国家在20世纪80年代末、90年代初时水平相当。而在所有与科学相关的信息中，中国公众最感兴趣的科技发展信息是"医学与健康"，选择比例为82.7%。（需要补充的是，即便在今天，美国民众具备基本科学素养的比例也仅有28%，民众科学素养欠缺是世界通病。）

一方面对"健康和医学"领域有强需求，一方面却不具备判断相关领域问题的能力。所以不仅是美容产品，整个"保健品"行业，都是靠这种"混沌的公众需求"支撑的。

在中国如此，在美国也同样，因为这个行业的虚假营销过多，美国FDA曾经打算像药品那样，采取"不经过安全性和有效性的审批，不得上市"的法规。然而，公众的激烈反对，迫使国会否决了这一计划。结果，美国FDA只能退而求其次，仅负责禁止"保健品"的虚假宣传，以及打击添加药物成分。而相比之下，在中国国家食品药品监督管理局对保健食品相对宽松的监管下，这些产品更是如鱼得水。

这种矛盾也成了保健品商的盈利秘诀。由于市场实在太大，有些商家甚至有能力通过赞助研究的方式获取有利于自己的"科学支持"。胶原蛋白口服和外用补充

剂的效果也是如此，在英国、德国和日本那些已经公布的证实口服和外用胶原蛋白有效的研究中，几乎都有赞助商的影子，而且这些研究都没有获得领域内核心期刊的认可（英国雷丁大学认为基肽有效的研究是与某国际知名日化品牌合作的，日本的京都府大学的研究经费来自该国某保健品协会）。

⊛结　语：众多的"伪概念"能长年在"保健品"市场大行其道是有原因的，"补充胶原蛋白类"产品正是其中的典型，从它身上，不难看出很多保健品的生存逻辑。而相关领域的专业人士要想撬动一系列的"伪科学产业链"，还有长路要走。

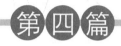

第四篇

孕妇应该知道的
最基本常识

　　宫颈癌，最高发的女性癌症之一，在全球160多个国家，针对宫颈癌的疫苗已渐普及，不过中国不在其中；宫颈糜烂，被认为是困扰很多中国女性的"妇科病"之一，但在绝大多数国家，这却是种不存在的伪疾病。

◉刘彦伟

停止滥用黄体酮给孕妇保胎

根据最新的卫生统计年鉴数据以及15%～25%的流产率推算，2012年中国的孕妇人数将会接近2000万。医疗条件的改善使很多孕妇得以做孕早期（怀孕前3个月）检查，而这个检查催生了一支"保胎大军"。

这支保胎大军的人数逐年增加，据调查显示：南京市需要保胎的人数4年增长了60%；而青岛的保胎人数更是10年涨6倍。"抽血查孕酮——医生告知孕酮偏低——吃药打针补黄体酮保胎"，已经成了妇产科常见的流程。

然而，这样的保胎真的有必要吗？

中国医生做孕早期检查"三大怪"

一怪："孕酮偏低"张口就来

W女士孕早期检查情况			
孕期	HCG（U/L）	孕酮(ng/ml)	医生诊断结果
孕43天	24394.4	25.26	孕酮偏低
孕62天	69960	21.17	孕酮偏低、需口服黄体酮
孕63天	76785	30.05	正常

女人在怀孕后，胎盘会分泌HCG激素，HCG的作用之一是刺激黄体分泌孕激素（即黄体酮，也叫孕酮）。孕激素有抑制子宫活动使胎儿安全生长等作用，为维持

妊娠所必需。因此孕酮数值若偏低，则说明胎儿发育或黄体功能可能不正常。

但是怎样才能判定孕酮偏低呢？孕酮的合理值本就因人而异，而且孕酮不稳定，检查极易出现偏差——以上表为例，在未服药的情况下仅隔一天，孕酮检查值就出现大幅变化。所以才需要使用孕酮和HCG联合检查的方法，如果只是孕酮低而HCG正常，多半是检查误差，应该复查或以HCG结果为主。

从上表可以看出，孕43天时HCG和孕酮数值都在合理区间，医生如何得出了孕酮偏低的结论？孕62天时HCG增长正常，孕酮检测值也不离谱，为什么就能得出孕酮偏低的结论？可见医生的诊断有多么草率。更有甚者，有的医生看到高龄产妇就直接要求补黄体酮。

在专门的怀孕社区"播种网"里，讨论孕酮高低一直是热门话题，很多孕妇报出来的检查值无论从哪个角度看都不低，但有些医生依然说偏低，要求打针吃药，甚至住院。

二怪：不论青红皂白就让补黄体酮

在中国的妇产科临床实践中，黄体酮被当成了保胎万能药，但凡孕妇情况有个风吹草动，通常就是给来上几盒或打上几针黄体酮。这种风气蔓延，以至于有的孕妇刚发现怀孕自己就吃上了黄体酮。

一位女士怀孕后，阴道一直流血，被收入院保胎，用了黄体酮等。后来偷偷跑出去换了家医院一检查，才发现出血原因是妊娠囊已经差不多全部从子宫壁上剥脱了，与黄体酮不足根本没有关系。

多次赴德国进行产前诊断与科研的李玮璟副主任医师说，每每和国外的同道提起中国医生如此钟爱黄体酮，中国孕妇如此大量用黄体酮，都会看到一双困惑和迷茫的眼睛，然后就听到："why？"

三怪：国外标准早已变化，咱的标准"我自岿然不动"

用黄体酮治疗流产，曾是世界范围内的普遍做法，比如美国在1956年，批准商品名为Delalutin的己酸羟孕酮在孕妇中使用，经批准的适应证包括先兆流产。但是随着医学科研的进步，主流医学界对流产的认识有了变化，于是相应地调整了防治措施。黄体酮不再被认为可以防治流产，美国、日本等国早已把黄体酮可防治流产从药物说明书中删除。上述Delalutin已在2000年下市，而己酸羟孕酮类药物还在中国作为防治流产的药物出售。

"多力妈"也是中国常用的保胎药，该药的成分为合成类固醇激素烯丙雌醇，欧洲大药厂欧加农生产过相同成分的保胎药，但在1995年将其退出市场。目前美国、欧洲各国都禁售或停售该药物。

国际主流医学界对黄体酮的局限性有大量、清楚的说明，中国的一些医务工作者至少从1995年起也在呼吁不要滥用黄体酮，为什么这些信息对临床实践影响这么小？

为何不能滥用黄体酮保胎

绝大多数情况下，孕酮偏低是流产的结果而非原因

自然流产的原因非常多，如染色体异常、胎盘异常、子宫异常、性激素不平衡、感染、慢性疾病等。如果是染色体异常，那么"种子"就有问题，岂能长成"树木"？流产就是大自然安排的优胜劣汰机制，我们顺其自然最好。而大多数自然流产，正是由这类"种子"问题导致的。

一个不正常发育、人体打算将其流掉的胚胎，自然可能导致孕酮分泌不正常，所以这时候孕酮偏低正是流产的结果，补黄体酮是在倒果为因。

即便真是由黄体功能障碍导致的孕酮低，也没有证明补黄体酮对减少流产有效

如果胚胎发育正常，但是由于黄体功能障碍导致孕酮不能正常分泌，那么理论上补黄体酮就有可能维持妊娠。然而试验没有证明这一点。

世界卫生组织（WHO）的生殖健康图书馆（RHL）收集性与生殖健康最佳的可利用的证据，将其奉献给临床医生以及政策制定者，以应用于改善健康的实际工作

中，尤其是发展中国家。RHL关于"孕激素预防流产"的评论明确指出"黄体酮治疗不能预防早到中期妊娠的流产"。尽管有四项试验是专门针对反复流产孕妇（反复流产很可能就是由黄体功能障碍引起的）设计的，而且得出了补充黄体酮会减少流产的结论，但这四项试验都是小规模的，样本不足。而且有三项试验是40年前进行的，使用的方法不够恰当；一项试验是2005年进行的，但质量很差，既无安慰剂对照也未用盲法，及未充分随机化。

而含2118名流产高风险妇女的15项随机对照试验结果显示，接受孕激素或安慰剂/不治疗组间在流产风险上无统计学意义差异。

所以RHL评论明确建议"应将孕激素从防止流产的治疗药物目录中取消"。

目前能证明的是，补充黄体酮对减少早产（早产指孕28足周后至37足周前产下婴儿，与流产不是一回事）有作用。因此美国FDA（美国食品药物管理局）2011年初批准一种黄体酮药物（Makena）治疗早产，该药物应在孕16周后使用。

滥用黄体酮有诸多坏处

有很多资料指出补充黄体酮会增加胎儿畸形和新生儿死亡风险，但是RHL评论认为增加的数目太少，尚不足以确认为有潜在危险。所以那些补了黄体酮的准妈妈们也不必太担心。

但是这不等于说滥用黄体酮没有危害。给孕妇及家属造成的心理负担是不是危害？白花钱是不是危害？孕妇屁股上挨那么多针是不是危害？可能的副作用是不是危害？上述W女士在孕62天听到医生说孕酮偏低需要吃药时，当场已经眼泪汪汪，之后孕妇及家属情绪低落，直到第二天再检查，孕酮数值、B超结果都显示正常，情绪才恢复。

黄体酮为何被滥用至此

滥用因为对医生好处多

用黄体酮对医生有三个好处：

第一是可以免责。若你流产了，我可以说给你治疗过了，你别找我麻烦。

第二是可以邀功。若你顺利生产了，那是我医治有方，我是为你保住孩子的功臣。

第三是可以创收。吃药、打针、检查、住院，这都是钱啊。

确实滥用黄体酮对医生有利无害，难怪"我自岿然不动"。但作为医生的职责呢？

❀结　语：滥用黄体酮还只是"保胎荒唐剧"的一幕，比这更荒唐的"吃中药保胎""土法保胎"也在每天上演呢。

◉ 刘彦伟

中国孕妇的保胎荒唐剧

80后生育高峰的到来、龙年生育意愿的提高，使得2012年中国的孕妇数量增高。而生活条件的改善，又让本就有保胎传统的中国孕妇更有条件保胎。于是神州大地出现一支浩浩荡荡的保胎大军就自然而然了。

然而只靠"经验"传承、缺乏科学指导的保胎是盲目的，难免会生出许多荒唐来。前文的《停止滥用黄体酮给孕妇保胎》在收尾处已经点出了"中药保胎"和"土法保胎"也是荒唐的，这篇我们就来详细说一说这些保胎方式为何比滥用黄体酮还要荒唐。

从"犬尿泥"看中药保胎的荒唐

❧《本草纲目》以狗尿和泥作为保胎方子❧

被中医拥护者奉为瑰宝的《本草纲目》里，有一张保胎方子——犬尿泥，主治"妊娠伤寒，令子不落，涂腹上，干即易"。

为什么狗尿和泥涂抹在腹部就可以防止流产？我们不得而知。只是发现《本草纲目》里"粪便+泥"的功效有很多，比如驴尿泥，蜘蛛咬敷之；尿坑泥，主蜂蝎诸虫咬，取涂之；粪坑底泥，发背诸恶疮，阴干为末，新水调敷，其痛立止。（见《本草纲目》"土部"）

❧保胎中药未必都像"犬尿泥"这么可笑， 但也并不比"犬尿泥"更高明❧

古人没有能力认识人体，就靠想象和经验配置出了很多药方，这些药方里像"犬尿泥"这种看起来就很可笑的，现在的中医也不好意思拿出手了。但是以一些植物为成分的中药，看起来很"雅"，就依然还在大行其道。不过，这些"雅"的中药真的比"犬尿泥"更高明吗？不，它们一样荒唐。

以"保胎益母丸"为例，这剂保胎中药的重要成分就是益母草，看起来很"雅"的名字。中医认为益母草是包治妇产科百病的灵丹妙药，"总调胎产诸证"（《本草蒙筌》）、"治一切血病及产妇一切损伤"（《卫生简易方》）。但益母草为何会有这些功效呢？

要证明药物的功效，有诸多步骤，其他的且不提，单说"大样本随机双盲对照试验"这一关，那是必须要过的。你说益母草可以保胎，那好，随机选取足够多的孕妇，分为两组，一组吃益母草，另一组吃安慰剂，吃安慰剂的孕妇不能知道自己吃的是安慰剂，参与试验的医生也不许知道分组情况。然后看两组的流产率之间有没有统计学意义上的差异，如果没有，那就不能说这个药有效。益母草也好，其他保胎中药也好，连这个试验都没做过，凭什么就敢说它能保胎？

无效倒也罢了，严重的是中药或有明确的毒副作用，或毒副作用不明，吃了坑妈又坑胎儿

案例：一孕妇到中医院检查，医生告知各项怀孕指标均不达标，于是开始注射黄体酮、HCG、口服医院配置的保胎中药。之后验血发现肝功能出现问题。

保胎中药的确可能损害肝功能。以"XX育胎丸"为例，其成分首乌能导致中毒性肝炎；其成分艾叶能损害肝脏、中枢神经、血管，导致中毒性肝炎。艾叶在"参茸保胎丸"等保胎中药中也含有。

我们目前可以明确知道部分中药的毒副作用，比如上述益母草长期使用对肾脏有毒、动物实验表明会刺激与怀孕有关的乳腺癌的增长。而大部分中药的毒副作用因缺乏研究，至今不明。怀孕期间应该尽量避免用药，但必要时也可以服用相应的西药。但是中国的孕妇经常在必要时也不敢吃西药，却在毫无必要时敢于大量服用有毒副作用或者毒副作用不明的中药，更有甚者，有的地区有服用某种保胎中药的传统，当地妇女只要一怀孕就会喝这种保胎中药，怎一个荒唐了得。

让人哭笑不得的土法保胎

老外为中国的土法保胎抓狂

一位妻子是四川人的老外，当了准爸爸后就被各种"惊喜"包围，那些习惯"事不关己高高挂起"的中国人一下着变得热心起来。

各路"孕期专家"纷纷涌现。他们告诉你孕妇不能参加婚礼或葬礼、不能到刚生孩子的朋友家做客；不能搬动家具、不能用针线和剪子，尤其不能钉钉子；不能行房事、不能过社交生活……

"自从妻子怀孕之后，她和肚子里的孩子就突然成为每个人关注的焦点，似乎所有人都觉得有义务照顾她。他们似乎都觉得应该告诉她，怀孕了之后应该吃什么、不该吃什么，应该穿什么样的衣服和鞋，甚至在逛街的时候，售货员都拒绝卖她们觉得会影响孕妇和孩子健康的商品。"

中国女人一怀孕就把自己当作或被人看作病人，各种禁忌之多堪称世界之最

不管多爱漂亮的中国女人，一旦怀孕就像变了一个人。她们的招牌打扮就是短头发配上超大号的罩衫，衣服正面通常印着大大的泰迪熊或其他卡通图案，还要在最外面套上一件银光闪闪的防辐射服。

然后就开始吃各种药或补品。现在生活条件好了，补品可劲地吃，什么燕窝、雪蛤、油鱼……

同时各种小心翼翼都来了。比如前三个月要异常小心，不能干这干那。有的之前流过产的，吓得工作也辞了，一怀孕就卧床不起。有的从开始怀孕家里就不敢再开电视。

如此折腾，只能赔了夫人又折兵

案例：小洁莹还在妈妈肚子里时，她肚子里有个3厘米的肿瘤。专家诊断，认为这很可能是因为孕妇经常吃雪蛤等补品造成的。雪蛤实际上是雌性蛤蟆的输卵管，

含有少量的天然雌性激素，这种激素可能会对胎儿造成影响。

除了乱吃补品可能有害外，各种小心翼翼也可能有副作用。比如孕妇卧床养胎，长时间躺着、坐着不动，既会降低免疫力，又容易发生下肢静脉血栓。再比如有的孕妇不小心"犯忌"后，不但自己忧心忡忡，全家人也跟着担惊受怕。

孕妇要记住以下几条，丢弃保胎陋习

补充叶酸+日常合理膳食即可满足孕期营养

国际医学界目前只推荐孕妇补充叶酸，因为叶酸的获取仅靠日常饮食还不够。孕妇应在计划怀孕的时候就补充叶酸，怀孕前三个月至怀孕后三个月要每天补充至少400微克的合成叶酸。

除此之外，合理的日常饮食即可满足孕期营养。所谓合理，是指各种营养均衡、足量获取，一般来说经常食用适量的肉、蛋、奶、果蔬、粗粮等日常食品就能满足所需。如果担心自己的饮食营养不够，可以服用复合维生素，而不是一头扎进补品、保健品中。

有流产先兆不代表就会流产，
若真会流产也无法干预，顺其自然最好

自然流产是指在妊娠20周以前，由于某种非人工因素引起胎儿脱离母体排出。大约85%的自然流产发生在妊娠头12周内，常常与胎儿畸形有关。阴道流血是自然流产的先兆，但仍有50%的阴道流血不影响妊娠。

在出现流产先兆后，目前没有可靠的手段保胎。孕妇或家属以"保住孩子心切""难道眼睁睁看他流掉""你不理解我们的心情"为由采用不可靠的方法——比如补充黄体酮或服用中药、猛吃补品保胎，只会适得其反。

请记住：有流产先兆不代表会流产；就算自然流产一次天也不会塌下来，第二次怀孕大多数孕妇仍能顺利生产，即便连续三次在妊娠头三个月内流产，再次妊娠也仍

有大约65%的机会不流产；你再心切，保不住的就是保不住，顺其自然好过乱来。

在两次以上反复流产后，可以去做全面的孕前检查，看是否存在染色体异常、内分泌异常、子宫或子宫颈结构异常、免疫异常等问题，在查出原因后对症治疗。

孕妇是健康人，真正的禁忌很少，别怀孕了就活得像惊弓之鸟

孕妇属于特殊人群，但不是病人。这种特殊人群的确有特殊禁忌：比如避免对抗性运动、杜绝烟酒毒、非经医生同意不使用任何药物等。但这些禁忌数量并不多。

大多数妇女在整个孕期都可以继续她们平时的活动与锻炼。游泳和其他适度的运动都可以。只要小心，也可以参加一些较激烈的活动，如骑马。孕期内性要求可能增加或减少。整个孕期都可以过性生活，但如果孕妇有阴道出血、疼痛或羊水漏出，特别是子宫收缩时应绝对避免性交。很多研究表明：情绪障碍与流产似乎没有明显关系。

> ◉结　语：并非想把黄体酮、保胎中药、保胎土法一棒子打死，毕竟这些个东西也满足了中国人一贯的没病找病和病急乱投医的需求。

◎王 杨

胎儿成双性："转胎丸"何时休

2012年3月初，河南驻马店的任女士当妈妈了，可竟然发现孩子既有男性特征，也有女性特征，辨不出男女。任女士称怀孕5个月时，婆婆让她吃转胎丸，说确保能生男孩。如今，孩子出现这种状况，怀疑跟吃转胎丸有关。

其实，任女士不是单例。转胎丸在一些地方已经风靡了很多年，甚至出现过孕妇流产大出血乃至中毒的案例。

而在网络上，各种各样的"生男秘诀"更是非常流行，被广为使用。到底"转胎丸"们真能"转胎"吗？又是什么决定了生儿生女？

转胎丸无用，胎儿性别在受精时已定

转胎丸多为雄性激素，对孕妇风险大

转胎丸、转胎药、生儿精……市面上有各种各样号称可以让人生男孩的药。

根据专家的说法，大部分转胎丸其实是雄性激素。孕妇服用它有流产的风险，也可能会改变孩子的体表特征，但是基因变不了。

任女士的孩子能够从基因上确定是女孩，但是却长了男性的生殖器官。雄性激素的确可能导致这样的结果，不过此事暂时还没有定论。因为确实也有基因突变等问题导致双性人的情况。而双性人还要分真假双性人，有的是卵巢和睾丸都有，那就是真性的；有的则只有一种性腺，外部生殖器官出现了异常，这叫假性。

在以往，确实也能看到不少转胎丸导致的悲剧，例如：山东一名孕妇服用转胎

丸后流产并大出血，一对夫妇两吃转胎药两次生下双性人……

　　还有的转胎药里含有的不是雄性激素，但是里面有更厉害的砷等有毒物质，结果孕妇喝下中毒。

当精子与卵子融合瞬间，胎儿性别已经定下来了

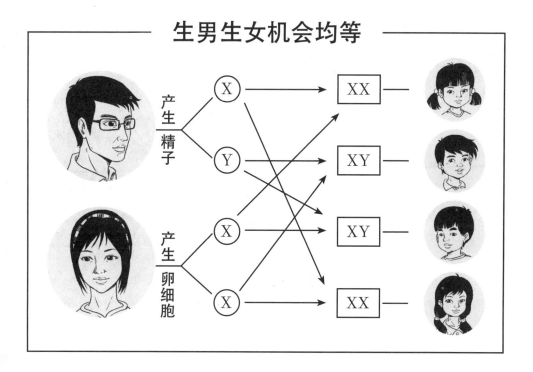

　　基本上这些药不管是什么组成，都号称能够把孕妇肚子里的胎儿给活生生逆转了性别。遗憾的是，"金风玉露一相逢，便胜却转胎丸无数"，当卵子受精的那一刻，胎儿的性别就已经决定了。

　　上图是初中生物教学课件里的图，很简单地解释了生儿生女是如何由染色体来决定的。染色体是基因的载体。人类的细胞中有23对染色体，一比较会发现男女有22对染色体是相同的，这些相同的染色体被称之为常染色体，但是还有1对染色体不同，它就被叫作性染色体，正是它决定了人类的性别。女性的两条都是X染色体（即

XX），而男性则X和Y各一条（即XY）。婴儿从父母两边各承袭一条染色体，由于来自母亲卵子的一定是X，因此婴儿性别全看精子携带的是X还是Y。

由于男性可产生数量相等的X精子（携带X染色体的精子）与Y精子（携带Y染色体的精子），加之它们与卵子结合的机会相等，所以生男生女的概率是相等的。理论上，在整个人群中男女性别之比大致1：1。

不过，后来，科学家们发现了竟然有性染色体是XY的女人，这是怎么回事呢？原来，决定人性别的其实是Y染色体上的SRY基因（又被称为睾丸决定因子），若存在SRY基因，胚胎发育的6周至7周，生殖嵴便形成睾丸，形成男胎。若无SRY基因的存在，在12周时生殖嵴向卵巢发展，形成女胎。

因此，人的性别实际上是由Y染色体上的SRY基因来决定的，在非常非常偶然的情况下，Y染色体才会没有SRY基因。

总之，X精子与Y精子数量一样，机会平等，因此，精子和卵子融合的一刹那完全是偶然的，在那一刻之后，这个孩子是男是女就已经定下了。吃再多的药也于事无补。

四大流行的"生男生女"误区

一、控制身体酸碱性就能决定生男生女

理论：X染色体在酸性环境下比Y染色体更有活力，在碱性环境下则Y染色体比X染色体更有活力一些。

说法：1. 妻子吃碱性食物生儿子，吃酸性食物生女儿。

2. 妻子常用碱性"生理洗液"生儿子，用酸性"生理洗液"生女儿。

3. 丈夫精液呈碱性生儿子，丈夫精液呈弱酸性生女儿。

4. 选择好日期行房，那时候酸碱度会合适。

……

解读：其实这是一名德国医生在1932年提出的理论，但是被后来的科学家否定了。

德国医生Felix Unterberger在1932年发表了自己的一套理论：精液是弱碱的，而女性阴道是酸性的。在许多婚姻中，精液碱性强的男人一般生了儿子，但是阴道酸性强的人生了女儿。所以，只要改变女性阴道的酸碱性，就能控制生男生女。他后来让他的女病人们用苏打水来冲洗下体，然后声称，这一方法成功让74个妇女诞下男胎。

不过，此后许多医生又拿猫猫狗狗等各种动物做了很多实验，却没有定论。倒是这个酸碱性的说法一路走红，和X染色体、Y染色体都产生了联系。到了20世纪70年代，一位叫作Shettles的科学家就支持此观点。但是别的科学家反复实验，发现碱性或者酸性其实对X精子、Y精子都没有影响（例如Diasio RB和Glass RH.1971年发表的论文《PH值对X精子和Y精子迁移的影响（Effects of pH on the migration of X and Y sperm）》）。

而使用这种方法的女性还有罹患阴道炎等疾病的危险。并且，卵子细胞在受精过程中对酸碱度非常敏感，倘若周遭的pH值发生变化，都可能导致不能受精。

至于吃食物改变体质就更不靠谱了。在正常情况下，人们体内的酸碱度是相当恒定的，因为体内有一些非常重要的缓冲物质，像碳酸盐、磷酸盐和蛋白质等，它们可以防止体内酸碱度发生急剧变化，使身体不受外来因素的影响。同时机体还能通过肺、肾等脏器进行调节，以保持人体生理需要的pH值。因为这些缓冲机制，不管摄入什么食物，都不会对身体造成任何影响。

二、吃什么、吃多少能决定生男生女？

理论：除了碱性、酸性食物的说法而外，还有一种说法是，想生男孩就得多吃热量高的食物，生女孩则相反。这是英国学者在研究了740位初孕妈妈们怀孕前后饮食详细数据所得出的结论。而《美国科学学院进展》网站的一篇文章称，母亲怀孕时的食谱会对雌雄胚胎产生不同的影响。哥伦比亚大学的生殖生物学家罗森菲尔德在论文中说，雌性胚胎所在的胎盘对母亲的饮食更加敏感，受雌激素的影响时，会分泌出雌激素受体蛋白。这些蛋白质让胚胎对雌激素更加敏感，有可能影响胚胎的正常发育。

做法：想生儿子的女性猛吃。

解读：其实吃什么、吃多少对性别没有影响。

英国的实验已经被质疑过，数据都是准妈妈在记录，可能有很大的误差。而哈佛公共卫生学院流行病学家Dimitrios Trichopoulos则告诉人们这是本末倒置了——一般而言，男孩体重比女孩重，这需要从母体摄取较多的卡路里。另外，据猜测，男胎儿睾丸的睾酮激素可能是刺激孕妇胃口的一个因素。

三、生男生女和职业有关？

理论：睾丸受到高温、气压或水压的强烈变化，或是吸入过多有毒的麻醉气体，导致生命力较不强韧的Y精子先行死掉，造成生女孩的机会特别多。

说法：司机、飞行员、麻醉师、在深海工作的潜水员，生女孩的概率都特别高。

解读：高温环境确实对男性的精子有影响，但是是导致整体精子质量的下降。

男性睾丸对高温敏感，阴囊温度只要上升1到2摄氏度就会抑制精子的生成。持续的高温环境能引起很多问题，但是这是整体的问题。（参考：《俞炽阳、李玉艳、王凤英：特殊作业环境及职业对生殖健康的影响和应对措施》）

同理，像是抽烟喝酒其实也与生男生女无关，但是与优生优育有关。

四、生男生女和年龄有关？

理论：男性的精子数会随着年龄的增加而减少，所以生女孩的概率特别高。同样，女性的年龄越大，由于老化作用，会使子宫内的碱性分泌物逐年降低，生女孩的机会也大幅提高。

说法：男女越老就越不能生儿子了。

解读：人越年纪越大就越不容易怀孕是真的，但是生男生女机会还是一样的。

从女性年龄与不孕症发生的相关性来看，正常女性的怀孕概率是随着年龄而改变的：30岁以前，概率为90%～92%；30～35岁，概率为85%；40～45岁，概率为70%；40～45岁，概率为50%；45岁以上，概率为20%。也就是说，年龄增加使得怀孕概率降低，和生男生女没关系。

父亲的年龄同样对胎儿也会产生一定的影响。如父亲年龄过大，超过39岁，精子中染色体发生异常的机会及基因发生突变的机会增加，子代出现先天愚型及突变性状的风险也相应增高。（本部分内容部分参考四川省生殖专科医院院长王一珏采访）

用科技手段可以定制性别，但伦理争议大

现代技术手段的确可以"定制婴儿"

因为X染色体上的DNA比Y染色体多了2.8%。因此携带X染色体精子的稍重稍大，这种差别要在高倍显微镜下才能看出来。把这两种精子区分开来，再用人工将它们与卵子相配，就能控制胎儿性别了。

根据世界卫生组织的信息，世界上第一例的定制性别者在1995年出生，他是由于家族有罕见的染色体缺陷遗传病才定制的。

而到了2004年1月，光是美国就有419名"定制婴儿"出生。

说起来，主要分两种方法：

第一类以"微选法"为代表，先应用荧光剂把X精子和Y精子分出来，然后做体内或者体外受精。

第二类又被称为"第三代试管婴儿技术"，先采取体外受精的方法，然后用"植入前基因诊断术"进行甄别。

不过"定制婴儿"的伦理争议很大

不管用哪种方法，其实都不能保证100%能怀上父母们想要的性别。例如2004年美国的"定制婴儿"里，91%的女性定制和76%的男性定制是成功的。

当然，作为高新技术，这些方法很贵，也可能还存在健康风险。

最为重要的是这其中的伦理讨论。主流观点认为，这样是把人严重商品化了，罔顾尊严；如果技术被大规模掌握，说不定会为"血统狂人"用来搞"种族大清洗"。同时，也会让整个世界的基因越来越单一化。

所以，除非是有血友病等染色体缺陷遗传病，否则，用这套技术争议还是非常大的。

> ◎结　语：生男或者生女其实是自然选择的事情，倘若非要强行选择，适得其反的例子太多。

◉ 刘彦伟

孕妇防辐射服没必要穿

中国传统文化中，对孕妇及产后妇女提出了诸多禁忌，什么忌风、忌水、忌口等，如今这类禁忌与时俱进，又加了一条"忌辐射"。君不见，那银光闪闪的防辐射服，已经成为中国孕妇的"标配"。

这动辄几百上千元的防辐射服真有必要穿吗？如果真有必要，为什么别的国家，特别是比我们更发达的欧美日没有这种做法？

我们从最基本的物理知识入手，来解答这个备受"准妈妈"们关注的问题。

辐射不是洪水猛兽

辐射无处不在，阳光就是一种辐射

"我们身边是没有核辐射啦，不然我们都一起歇菜了。但是每天上班要10个小时对着电脑，又要用手机，穿个小背心，不过就是防一下这些电磁辐射啦"……

这是一位准妈妈的解释，然而她犯了两个明显的错误：其一，我们身边不是没有，而是充斥着核辐射，不仅外部有核辐射，你吃根香蕉甚至喝杯水下去，在体内还会产生核辐射呢；其二，电磁辐射（也叫电磁波）远不止来自手机、电脑这些电器，宇宙中的所有物体都产生电磁辐射，阳光也是一种电磁辐射。

什么是核辐射，什么是电磁辐射？

把一个铁钉放到桌上，你用小石子打它，它会动；你放块磁铁在它附近，它也会动。

这个铁钉，可以看作你身体里的分子或电信号（我们的神经系统和内脏器官的

169

正常工作是需要生物电信号交流和控制的）；小石头可以看作高能粒子（质子、中子、氦原子核、电子、高能光子等）；磁铁可以看作手机等电磁波发射器。

由于高能粒子是由原子核的变化产生的，所以高能粒子发射出去也叫核辐射，高能粒子发射出去撞击到原子，可以使原子携带的电子数发生变化，所以核辐射也叫电离辐射。一些不稳定的原子核，比如香蕉中的钾[40]，在衰变时会放出高能粒子，这些粒子打到人体的分子上，可能把分子破坏掉。

而电磁波，就是电场和磁场交替转化前进形成的。作为波，可以引起人体内分子振荡；作为电磁场，可以影响人体内生物电信号的活动。

可见，两种辐射都能对人体的生理机能产生影响。

日常生活中，两种辐射由于剂量小而不影响人体健康

为什么两种辐射无处不在，而且都对人体机能有影响，我们却也能活得好好的呢？这是因为：辐射不是洪水猛兽。

比如香蕉里辐射出的高能粒子，一般来说，就算把我们人体的分子打坏了，而分子的坏掉又使细胞坏掉了，也无非是产生一个坏死细胞而已，新陈代谢又会生出新细胞，除非把分子打坏而细胞却不死，那就有可能成了癌细胞，但这是小概率的。也就是说，一次高能粒子的破坏，对健康产生影响的概率极小，只有很多次的破坏，才可能把整体的概率提上来。核辐射是这样，电磁辐射也是同样的道理。

正如车祸的存在不代表上街就是件危险的事一样，辐射有影响健康的可能性，不代表我们生活在小剂量辐射中就不安全。

迄今为止，电脑手机等日常辐射没有确证对健康有害

到底多小的剂量才是安全的？这需要科学研究来给出答案。这方面的研究非常多，也的确有不少研究认为手机等日常辐射可能会危害健康，但是某一项或几项科学研究的结论并不足以被采信，只有主流科学界公认的结论才是权威的。而迄今为止，主流科学界给出的结论就是：仍没有足够的科学证据表明电脑手机等日常辐射会影响健康。

孕妇防辐射装真能防辐射

防不了核辐射

我们生活中遇到的核辐射主要有α射线（氦核）、β射线（电子流）、γ射线（高能光子）、宇宙射线。

前两种射线穿透力很小，在空气中行进距离很短，而且用白纸就能挡住，普通衣物和皮肤完全可以胜任保护功能，不必要用防辐射服。而后两种射线穿透力强（但危害很小），用孕妇防辐射服也挡不住。

也防不了它针对的那类电磁辐射

前面说过，阳光也是一种电磁辐射，但是对于这些大自然的电磁辐射，人们有直观了解所以并不担心。人们担心的是现代科技制造的超低频波（如输电线、工厂机器产生的电磁波）和微波（如微波炉和手机产生的电磁波）。孕妇防辐射服针对的也是这类电磁波。

我们知道，在电梯里手机一般会没有信号，这是因为关着门的电梯相当于一个"法拉第笼"。我们上中学物理课的时候都学过法拉第笼，法拉第笼是一个由金属或者良导体形成的笼子，可以屏蔽电磁波。孕妇防辐射服就是在织物中加入金属，仿照法拉第笼的原理来屏蔽电磁波，但是我们很直观的就可以知道，这种防辐射服显然和法拉第笼不是一回事。

生活经验告诉我们，虽然电梯运行时手机会没有信号，但是当电梯门打开时，一般来说手机就有信号了，这是因为开着门的电梯就不是法拉第笼了。孕妇防辐射服就相当于一部开着门的电梯，根本不是法拉第笼，除非这种防辐射服能把人从头到脚包裹严实。

所以市面上这些像围裙或背心的防辐射服，根本防不住它针对的那类电磁波。

用科学而不是想当然来保护健康

"忌辐射"与其他孕妇禁忌一脉相承

虽说"忌辐射"是"与时俱进"，但其本质与中国孕妇的其他禁忌是一脉相承的。比如中国传统文化中，要求孕妇不吃生姜，以此避免生出多指的孩子。这类禁忌的特征就是不了解事物的原理，只好依靠想当然。"忌辐射"并依靠加了金属的衣物来防辐射，同样也是想当然。

一些精明的商家利用消费者的想当然，生产出一些产品，这些产品并不需要符合科学、经受检验，而只要能让消费者相信它有用就行了。这样的商业骗局在我们社会中实在太多了。

孕妇防辐射服的可能害处

尽管还没有权威的研究，但一些人已经提出了穿这种孕妇防辐射服的可能害处。妇产科专家表示，防辐射服可能会挡住阳光中的红外线（一种不可见光，也是电磁波，但不同于手机信号这类微波），而适度的红外线照射对身体有益，可以帮助胎儿健康发育。

有研究高频电磁波的人指出：穿上防辐射服的孕妇就成了一个比不穿防辐射服的人对高频电流有更小阻抗的旁路电容或者是去耦电容，更容易吸收电磁波并以高频电流形式导地。

> ◉结　语：除了可以标志自己是孕妇，方便公交车上有人让座这个功能外，再想不出穿孕妇防辐射服的好处。有人说自己不信，但家里老人禁忌多，所以穿上这衣服可以糊弄老人，这也算一种另类功能吧。如果您对这两类功能需求不强烈，那么真没必要购买、穿着这种衣服。

◎郑　褚

坐月子就是一种陋俗

对坐月子的怀疑和反思其实由来已久，尤其是出国生育的妇女，本打算好好坐一回月子，结果医院里24小时开着空调，一生完小孩就是一杯冰水送上来，这才发现坐月子是中国特色。

如果上网一搜，你就会发现传统的"坐月子"行为早就不再被倡导，然而因为批评坐月子为传统陋习，方舟子却又一次成了靶子，归根结底，虽然人们明知坐月子缺乏科学依据，但却觉得这是一件"不科学但有道理"的事情，我们对所谓传统的态度，大多如此……

坐月子怎样成为习俗

月子的社会意义：一种身份仪式

关于坐月子的记载最早可以追溯至西汉《礼记内则》，距今已有两千多年的历史，称之"月内"，是产后必需的仪式性行为。以社会学的论点来看，坐月子的功能是协助产妇顺利度过人生转折，因为婴儿产出让身体、生活有所改变，意味着女人从人妻变成人母、在一个家庭里从外人变成"自己人"。坐月子的仪式促使产妇进入神圣地位，周边的人甘愿为她付出，产妇趁此机会发泄累积的不平情绪，消除长期积劳。

有仪式，就有迷信和禁忌

要想让古人不掺杂迷信地看待坐月子，当然也是不可能的。例如中国很多地方的传统习惯是生产以后三日内不准下床，一月以内不许出房门，也不准上街，而只准在室内吃、住，这当中就有很多禁忌的成分。同时，禁止生人进入产妇房中，生人进房怕"踩生"，弄成婴儿的疾病，而坐月子的人也不能进入别人的房间，如果自己房间有坐月子的妇女进入，则必须找她们要一件内衣裤辟邪等。

禁忌又与"医学"互相证明

围绕着这些禁忌，又产生了一系列的"医学解释"：比如月子期间不能吹风，因为产后气血虚弱、筋骨松弛，风寒湿邪易乘虚而入；不能洗头梳头，着凉以后容易头痛；尽量不要沾水，水会增加内脏负担导致内脏位移；不可流泪，女性的老化从眼睛开始，月子期间流泪会导致将来白内障……

总而言之，月子期间的调养正确与否，关系到未来日子的身体健康，如果能抓住生产的机会调整身体，或治疗某些生产之前身体上的症状，按照正确的方法坐月子，就能带来往后几十年的健康身体；反之，则会落下一身"月子病"。

"医学解释"也在与时俱进

只有"医学"最顽强

如果按照上面的说法，坐月子分为仪式、禁忌和"医学"三种层次，那么可以说，前两种层次的改变比较容易，第三种"医学"上的消除，则非常困难。

作为"身份仪式"的坐月子来说，随着妇女地位的提高，以及两人式小家庭越来越普遍，妇女不再需要坐月子这种特殊的仪式来融入家庭或者获取家庭地位，坐月子的社会基础已经消失，这是今天很多女性自己都不愿意坐月子的原因。而随着科学昌明，围绕月子的禁忌也会越来越失去市场，比如以前认为月子期间必须要住"黑房"，小孩爱哭就要在门口用其衣服"招魂"等，在今天看来都是极为愚昧的行为，愿意相信和实践的人也越来越少。不过，即使最终月子失去其任何社会学意义，它的"医学解释"却可能难以废除。

因为"医学"可以与时俱进

不能"受风"，变成不能直接吹风

妇女产后如果不注意卫生，容易发生大面积感染，最终由于败血症而死亡，而严重感染时人会发高烧，发高烧时身体会打寒战，就跟在寒风中一样。中医不知道这是由细菌感染引起的，以为是"伤风""受凉"。一些人把产后因抵抗力低下而得的所有疾病都称之为"受风"，而且把这种"风"与自然界的风混为一谈。所以产妇不仅要闭门不出，坐床不起，而且要紧闭门窗，密不透风。产妇还要头戴帽子或裹毛巾，穿厚衣服，即使是大热天也必须如此。今天甚至中医都已经知道这种行为的荒谬，因此承认坐月子期间可以开空调，甚至可以开电扇，只要把电扇对着反方向吹，让风打在墙壁反弹回来，使室内空气流通。

不能洗头，变成了"酒精擦拭"

怀孕期间，由于激素作用，头发的正常生长周期延长，而分娩后，激素水平急速下降，常常会导致头发脱落，在传统医学里，由此得出了坐月子期间不能梳头洗头的结论。不过，今天中医则宣称月子期间不洗头是为了避免感冒，并且建议"用酒精擦拭头发"。

注重饮食，变成了"不能暴饮暴食"

中国妇女在坐月子期间的饮食结构是最荒谬的，比如为了补充营养，每天要吃一只鸡，10个蛋，吃得这么多根本消化不了，只会给消化系统造成沉重负担，还比如有些地区孕妇在月子期间前半个月不能喝水，只能喝米酒，对不胜酒力的孕妇来说哦，米酒喝多了导致越喝越渴，最后甚至每天喝一斤米酒，现在中医则用"不能暴饮暴食"来解释这些奇怪的饮食管理，这又是一个"中西医结合"的好例子。

"黑房"变成了少看电视

民间有很多关于月子期间的禁忌，比如产妇严禁流泪，俗云："产妇一滴泪比十两黄金还贵重"，因此伤感的事情，例如亲朋好友亡故等，绝不能让产妇知道。甚至月子期间尽量不要见光，住的房间门窗都要包裹，造成"黑房"，以免眼睛受伤，进而伤及肝脏。但现在，中医一般用保护婴儿视力来解释黑房，还可以说"从前的照明设备不佳，坐月子期间产妇较闲暇，如果大量阅读会伤害视力，所以不宜用眼"等。

而有趣的是，类似以上这些不乏强词夺理的理由，却被常常拿来反证"月子病"理论的正确性，说虽然理由不科学，但里面的东西很准确，保护了孕妇，可见中医博大精深，微妙无比等。

月子仅仅是"有道理但不科学"吗

"月子病"的"道理"难以驳倒

月子病具有很多中医理论的共同特点，其一是不能证伪的，如果你质疑"月子病"，他就会告诉你"等你老了就知道了"，而不管老年妇女有个头疼脑热还是肝脏问题，也都可以归于"月子病"，经过医生一番暗示，病人一般也会回忆起自己坐月子期间好像确实是出了纰漏。其实质疑这一理论最简单的办法就是回到常识，难道中国古代的中医有条件对大量的妇女进行时间跨度几十年的跟踪观察？

其二是不能比较，如果有人说西方妇女不坐月子却没问题，医生就会告诉你这是因为中西体质不一样，何况，你怎么知道她们没问题？西方女人四五十岁就面目可憎，还不是没坐好月子落下的病？

类似这样的"道理"，确实难以"驳倒"。

"月子病月子治"幸好没人提了

看起来，"月子病"的理论无非也就是要产妇注重保养，并无害处。但"月子病"的说法变得无害，仍然是科学进步带来的好处。传统观点认为产妇月子里得下的病必须通过再次坐月子时治疗，因此就有"月子病月子治"的说法。有的女性为了治好"月子病"，不惜采用再次怀孕后做人工流产甚至中期引产的办法，人为地制造一次"坐月子"的机会，这样做无疑是雪上加霜，其结果是旧病未愈又添新病——当然，现在的中医们对"月子病月子治"，又解释为月子里得了病就要在月子里抓紧治疗，而不是说月子病只能通过坐月子治。

> ◈结　语：坐月子有没有道理，归根结底是个科学问题，从"经验""文化""习俗"等方面去考察无异于缘木求鱼。

◉丁 阳

孕妇饮食真有那么多禁忌吗

怀孕是人生一大事，执行计划生育政策的现代中国，更是举家大事。关于怀孕所需要的注意种种事项，无一不被反复考量。但由于说法太多，人们往往又缺乏鉴别能力，许多似是而非的说法仍然极易流传。关于孕妇饮食的"禁忌"就是很常见的一种。

传统上说的饮食禁忌，都是把孕妇当成了病人，这是不对的

百度输入框输入"孕妇"两字，排在第一位的自动填充结果，就是"孕妇不能吃哪些食物"，这说明广大孕妇对饮食禁忌非常关注，而人们希望在网上能够寻找到答案。返回的结果也非常多，包括百度文库中的"孕妇什么东西不能吃""孕妇不能吃的东西有哪些"，均有高达数十万的浏览量。这些回答往往是这样的——"忌食螃蟹、海带和甲鱼食用后对早期妊娠会造成出血、流产之弊""忌食杏及杏仁杏的热性及其滑胎特性为孕妇之大忌""孕妇不能吃茄子""孕妇不能吃生菜""不宜高脂肪饮食""不宜高蛋质饮食"等。有些网站甚至列举了100个食物，探讨孕妇能不能吃。

与通常的"网上寻医问药"类似，这些说法的一大特点是辗转传抄，大多汇编而来，很少能提供出处。这些没有出处的内容，不能说都是错的，但有问题的非常多。很重要的原因在于，这些关于孕妇饮食禁忌的说法，许多都来自于传统医学，只有很少经过现代科学的验证。传统医学对孕妇的看法，就是视之为病人。例如孙思邈的《备急千金要方》，里面描述女性怀孕的症状就是"妇人虚羸，血气不足，肾气又弱"，"愦闷不欲饮食"，把出现妊娠反应描述为"心中愦愦，头重眼眩，

四肢沉重，懈惰不欲执作，恶闻食气"，总结的原因则是"此由经血既闭，水渍于脏，脏气不宣通，故心烦愦闷，气逆而呕吐也。血脉不通，经络痞涩，则四肢沉重，挟风则头目眩也。"因此，很多描述孕妇饮食禁忌的文章就说孕妇属于阴虚体质，"性寒"的东西不能吃，"性热"的东西也不能吃。

但事实上，孕妇不是病人，出现妊娠反应也是正常生理现象。孕妇与普通人不同之处在于，免疫系统相对较弱，这使得孕妇对有毒性的食物抵抗力不足。美国的实践统计证明，孕妇是食物中毒的最高发人群，比老年人和青少年都要高，如食源性疾病李斯杆菌病。每年2500人得此疾病，其中约有五分之一人次死于此病，而有三分之一此病患者为孕妇。因此，孕妇饮食需要讲究的不是区分什么性热性寒，而是注重食物的安全性，这才是现代的孕妇饮食观。什么"螃蟹性寒不能吃""海带性寒不能吃""菠菜性寒不能吃"都是错误的。

现代的孕妇饮食观：注意清洁，注意对食物毒性的控制

那么，在"注重孕妇饮食安全"的现代观念下，孕妇饮食需要注意的，到底是什么呢？首先就是"注意清洁"。美国FDA就把"饮食从清洁开始"放在给孕妇安全饮食建议的第一位。著名的梅约诊所（Mayo clinic）则称："为了去除所有细菌，需要彻底洗净瓜果并去掉有可能带来威胁的部分。"

其次，就是一定要吃煮熟的食物。美国FDA建议，孕妇进食前一定要检查食物煮熟的程度，特别是肉类、禽类、鱼类和蛋类。外出进餐，当一个菜被端上来时，要确认食物所有部分都是熟的，如果发现未熟部分，就让服务员端回去。并且，不要吃生食，包括寿司和生鱼片，不是因为什么"凉"，而是生食比熟食要有多得多的寄生虫和细菌。

除此之外，孕妇还有一些要避免摄入的食品：

避免食用含汞高的海鲜，如剑鱼、方头鱼、马鲛鱼、鲨鱼等，因为汞会对婴儿产生不良影响。但其他海鲜，只要彻底煮熟后，完全是可以吃的。

避免含过量维生素A的食品，如猪肝、牛肝等。因为过量的维生素A可以引起先天畸形。大于19岁的孕妇，推荐的维生素A摄入量是每天不大于2565个IU（生物国际单位），但50克牛肝含的维生素A高达近2万个IU。

避免摄入过量的咖啡因，咖啡因能穿过胎盘并影响婴儿的心率，并有研究称过量的咖啡因有可能会引起流产。推荐的孕妇咖啡因摄入上限是少于200微克每天——而一杯冲泡咖啡的咖啡因含量约为95微克，一杯冲泡茶的咖啡因含量为47微克，而一听可乐的含量则约为29微克。因此，只要注意控制量，咖啡、茶、可乐都还是可以饮用的。

避免饮用药草茶，包括特别针对孕妇推出的花草茶。因为关于一些药草对于胎儿的影响，还很不明确。

避免饮酒。喝一杯酒或许不会伤害胎儿，但不存在一个安全的、不会伤及胎儿的酒精摄入量。饮酒的孕妇有较高的机会流产或者出现死胎，还可能会让孩子患上胎儿乙醇综合征：脸部畸形、心脏病、低体重和智力发育呆滞。即便是轻度饮酒也可能会影响孩子的脑部发育。

以上就是美国FDA和梅约诊所提到的孕妇饮食的注意事项。这并不是说，除此之外的东西都可以随意吃了，以上事项只是针对孕妇与普通人之间的主要区别。对于任何人，维持健康饮食都是有必要并且很需要讲究的——比如低脂肪、低糖等。

> ⊛结 语：孕妇不是病人，也没有那么多饮食禁忌。健康饮食、开心生活就好。

◉ 张春续

宫颈癌疫苗难产，伪疾病宫颈糜烂泛滥

宫颈癌，最高发的女性癌症之一，在全球160多个国家和地区，针对宫颈癌的疫苗已渐普及，不过中国不在其中；宫颈糜烂，被认为是困扰很多中国女性的"妇科病"之一，但在绝大多数国家，这却是种不存在的伪疾病。

这些本该是"常识"且和女性息息相关的健康知识却不为国人所了解。使人不禁要探究，究竟是什么原因使得这些常识不为人知？

一方面，能够有效预防宫颈癌的疫苗在中国内地"难产"

宫颈癌是世界第二常见的女性癌症，中国每年新发病例高达13万

宫颈癌是女性特有癌症之一。根据世界卫生组织（WHO）的数据，每年有50万新增宫颈癌病例，25万人因其死亡。发展中国家更是这种疾病的重灾区，每年有20万人因此死亡，占全球死亡人数的80%。

而在中国，按照中国卫生部公布的数据，每年新增宫颈癌病例超过13万人，死亡人数约为3万人。2011年11月刊载于《柳叶刀》的一项研究也证实了这点，该研究还发现了中国的宫颈癌发病率呈逐年上升的趋势。

宫颈癌疫苗是目前唯一一种癌症疫苗，可有效降低70％的宫颈癌发病率

在1976年，德国病毒学家Harald zur Hausen提出人乳头瘤病毒（HPV）可能在宫颈癌发病过程中起到重要作用，并相继于1983年、1984年在宫颈癌活检标本中发现了HPV的两个重要亚型（HPV16和HPV18）。之后，2005年哈穆达（Hammouda.D.）等人发现，在他们调查的198例宫颈癌患者中，99.7％都感染了HPV，而在202名相应年龄的对照组健康女性中，HPV的感染率只有12.4％，进一步证明了HPV感染与宫颈癌发病之间的联系。

随着研究继续深入，HPV的疫苗也研发成功。其中最早获得成功的是默沙东公司（Merck & Co.）的嘉德希尔（Gardasil），这种疫苗是世界上第一种上市的癌症疫苗。它可针对HPV6、11、16和18，多种疫苗都可以使接种者免患由上述几种病毒引起的宫颈癌，保护率几近100％。

所以，和其他癌症很难治疗，好似"战无不胜的恶魔"的形象不同。宫颈癌却是一种拥有疫苗可预防的癌症，由于70％的宫颈癌都有以上几种病毒引起，所以接种疫苗可以有效预防70％宫颈癌的发生。

而中国医学科学院肿瘤研究所曾对全国7个地区19家医院1244名宫颈癌和宫颈高度病变患者的研究，结果显示：中国女性中84％的子宫颈鳞癌也是由HPV16和18型引起的。这就意味着，对中国女性来说疫苗的效果会更明显。

除了前文提到的有效性，HPV疫苗的安全性也被美国FDA、美国疾病预防控制中心（CDC）和世界卫生组织验证。在美国，到2008年，默克公司已经销售出了1600万剂疫苗，如此多的使用数量，疫苗只导致不到一万人有副作用，而且其中94％都是轻微副作用，由疫苗引起的死亡人数更是不足20人。

宫颈癌疫苗已在全球160多个国家和地区推广，但在中国内地却至今难产

正是由于有效性和安全性的充分保障，根据2010年6月13日召开的"子宫颈癌

高峰论坛"上透露的数据，当时全球已有160多个国家和地区批准使用宫颈癌疫苗，28个国家支持学生和青少年免费接种。在美国，宫颈癌疫苗和流感、麻疹等疫苗一样，被纳入了美国儿童疫苗项目，家庭经济状况不佳者还可以免费接种。在新加坡，我国港澳台等华人为主的国家或地区也同样普遍，很多家庭诊所都可以注射。即便是在南部非洲国家，如乌干达和卢旺达，也开始了对HPV疫苗的推广。

由于HPV疫苗只能预防HPV感染，还不能治疗，所以，只有在感染风险到来前进行接种才能获得最好的保护。目前美国及世界卫生组织（WHO）认为能获得HPV疫苗保护的人群年龄为9～26岁，最适宜接种年龄为11～12岁。中国香港卫生署已经于2010年将4价疫苗的适用年龄放宽至45岁。

当然，即便疫苗接种年龄放宽至45岁，仍是有年龄限制的，多数专业人士都认为接种要趁早，把风险防患于未然。而在中国内地地区，HPV疫苗仍然处于冗长的审批中，而这一审批过程已有7年。

另一方面，早已被认定为"伪疾病"的宫颈糜烂却"泛滥成灾"

所谓"宫颈糜烂"只是正常生理现象，这种疾病在其他国家并不存在

北京协和医院妇产科的医师龚晓明这样描述宫颈糜烂："曾经有人把宫颈糜烂翻译为cervical erosion，但很遗憾，你翻遍国外权威的妇产科教材，也仍找不到cervical erosion的诊断。"

100多年前，当医生观察到女性的宫颈颜色发红的时候，因为觉得看着像皮肤湿疹样的糜烂，就把这一现象叫作了"宫颈糜烂"。但其实那里并没有发生真正的糜烂，只是由于受到激素的影响，宫颈口外部的鳞状上皮和宫颈内侧的柱状上皮在交界处发生位移——因为柱状上皮较薄，所以每当柱状上皮显露较多的时候就会露出

下面的血管，显得那里颜色发红。

所以说，宫颈糜烂就是由激素引起的一种正常的生理现象。很多女婴甚至刚出生就有"宫颈糜烂"现象，可刚出生的孩子并不会有宫颈损伤，只是受到了母亲怀孕时体内激素水平增高的影响，离开母体以后，女婴的这种"糜烂"也会消退。

因此，现在医学界已经不再使用"宫颈糜烂"这个容易引起误解的词，而改用专业的"宫颈柱状上皮异位"。按照目前的医学概念，"宫颈糜烂"只是一个症状学描述，多数时候都是无需特别治疗的。

这里补充一下，宫颈糜烂不是宫颈炎，更不能等同于宫颈癌。对于有症状的宫颈炎，才是需要进行治疗的。而宫颈糜烂和宫颈癌之间的关系，就在于宫颈癌发生的主要原因是HPV（人乳头状病毒）感染，而宫颈的鳞柱上皮交界处正是最容易受到HPV感染的地方。因此，HPV感染是联系宫颈糜烂和宫颈癌的桥梁，如果在并不存在HPV感染的情况下，便把针对宫颈癌的治疗方法用在治疗宫颈糜烂上，就属于过度医疗，是完全错误的。

但"宫颈糜烂"仍是各大女性医院招揽生意的一大"法宝"

如前所说，宫颈糜烂并不是一种病。虽然国内对于宫颈糜烂观念的改变也在2008年以后正式写入了教材的，但还有很多医生没有了解和学习这个新概念，仍在诊断和治疗宫颈糜烂。

更过分的是，有不少不良医院，故意用宫颈糜烂作为吸引病人来妇科门诊的招牌，让健康人去查出宫颈糜烂，紧随其后的就是上药、输液，甚至激光等治疗手段，动不动治疗费上千上万元，成为典型的过度治疗的手段。

该治的"难产"，不该治的"泛滥"，内地医疗顽疾怎解？

改革新疗法审批流程和根治审批过程中的腐败 可解内地医疗技术滞后"顽疾"

根据中国《药品进口管理办法》，拿不到通关单的药品一律不准入境，而获得通关单的先决条件，是获得国家食品药品监督管理总局下发的《进口药品注册证》。该证相当于进口药物在中国大陆的上市许可证。自2006年至今，宫颈癌疫苗迟迟无法在中国大陆上市的原因，就是一直未获得注册证。

其实，在2006年6月Gardasil通过美国FDA的优先审批(Priority review，该审批专用于那些被认为具有潜力给民众健康带来显著好处的产品)时，默沙东公司即在多个国家递交Gardasil的上市许可申请，其中亦包括中国大陆。同年，Gardasil在欧洲、澳大利亚、新西兰等多个国家，以及中国的港、澳、台地区获准上市，中国大陆地区未列其中。

审查要严谨是正常的，但针对HPV疫苗，这一手续却显得没有必要。卫生部医学伦理专家委员会委员邱仁宗表示，进口药物确需考虑不同人种对药物的安全性和有效性可能产生影响。但是，宫颈癌疫苗已经在中国台湾、中国香港等地区开展过临床试验，从伦理学上考虑，此款疫苗推广至华人使用并不存在问题。

实际上，HPV疫苗并非特例，在中国很多药物都因为审批而不能及时进入市场。特别是一些针对罕见病的药物，由于审批成本太大，使用人数少，推广后利润也不大，许多药物公司就放弃了中国市场。而要摆脱这种"有药用不到"的现象，唯有改革当前冗繁的药物审批手续，早日使得中国大陆市场与其他成熟的监审体系无缝衔接。

除此之外，腐败也是一个重要原因，因为相比进口药品，不少国内药品的审批速度却要快很多。说白了，药品审批过程也是以"长官意志"转移，让其有利可图的审批就快，而对患者有利的审批反倒不一定快。而相关的案例也有一长串，2005年7月，国家食品药品监督管理总局医疗器械司司长郝和平被逮捕；2006年1月，国家食品药品监督管理总局注册司司长曹文庄、注册司化学药品处处长卢爱英等人落马；2006年12月，国家食品药品监督管理总局前局长郑筱萸被"双规"；2011年11月：国家食品药品监督管理总局原副局长张敬礼被批捕。这些官员的落马，都与药品审批过程中的受贿有关。

◎结　语："一个子宫颈，两种对待方式"就足以让中国医疗体制之弊尽显。而每年13万名新增宫颈癌患者、为了治疗所谓"宫颈糜烂"花费大量财力的健康人和其他更多疾病的患者，都提醒我们，中国的医药审批体制等一干医疗体制，必须动筋动骨地革新了。

◎刘彦伟

哪有那么多"没奶"的妈妈

自从三鹿事件之后,奶粉就成了中国人的心结。如今中国人在全球"扫货"买奶粉,更是把这种心结进一步放大。但是当笔者的家庭要迎来一个小宝宝的时候,一些准备期的学习,让笔者对这股求购奶粉的热潮产生了疑惑。

多年的新闻评论从业经验让笔者养成了不轻信国内资料,而遇到问题首先到国际权威机构求证的习惯。既然是为宝宝的到来做准备,自然要去WHO(世界卫生组织)等网站查询。查询的结果显示,婴儿前六个月要全母乳喂养,六个月到一岁可以母乳+辅食喂养,一岁以后就可以喝普通牛奶了。也就是说,全程没有奶粉什么事。那么这么多人买奶粉,到底买个什么劲呢?

问一问答案就明摆着了——很多人说他们家妈妈没奶,所以只好喝奶粉。这个答案就又引出一个疑惑——

如此多的妈妈"没奶",不符合生物繁衍规律

在奶粉还没出现的时候,人类已经繁衍了百万年,后代生长初期,依靠的就是哺乳。如果"没奶率"如此之高,可以想见人类的繁衍将会很困难,那么人类要么会灭绝,要么应该进化出更高的"有奶率"。今天的人类已经成为地球霸主,证明人类应该具有可靠的哺乳能力。

在生活实践中寻找真相

笔者在准备了一定的知识后，终于迎来了宝宝降临。把孩子抱出产房的时候，护士就给了一支葡萄糖，嘱咐月嫂兑进奶粉里给宝宝喝。月嫂喂完这顿奶粉之后，每隔一段时间都要再给宝宝喂奶粉。笔者说且慢：这个时候应该让宝宝去妈妈怀里开始吸奶啊，怎么成了不停地喝奶粉了？月嫂说好吧：吸奶要吸，奶粉也要接着喝，要不孩子哪能吃饱？

笔者大概明白了：很多人，包括富有经验的月嫂们，并不知道新生儿该如何"吃"。女人在生产之后的头几天，奶很少，为了应对这一点，正常的新生儿都携带了可以应付大约一星期消耗的脂肪。所以不用担心婴儿会饿死，让他想吃了就去吸奶，初期只能吸出一点点，但也够婴儿用了（初乳分量很少，每餐只有7毫升，但不用担心宝宝不够吃），然后越吸越多，足够婴儿快速生长所需。

但人类却用"聪明"贻误了上述自然规律。面对生产后初期妈妈奶少的局面，急着给婴儿补充奶粉，却疏于让婴儿不断吸奶。须知，妈妈的奶是吸才有，越吸越有，不吸没有。很多妈妈的"没奶"，大概就是被哺乳初期用奶粉取代吸吮造成的。

后来的经验又显示，妈妈"没奶"可能还有另一个很大的原因：妈妈的逃避。哺乳是辛苦妈妈幸福全家的事，而喂奶粉是让全家分担妈妈的责任。你懂的，现在的女性对生活质量很讲究，繁重的哺乳任务让她们望而生畏，所以会有减少哺乳求助于奶粉的倾向。加之不正确的哺乳姿势会造成乳头损伤，尤其会打消妈妈的哺乳积极性。

用科学反击"没奶"

上述从生活实践中找出的"真相"，也可以被科学佐证。不管是世界卫生组织的资料，还是其他权威专家的文章，都提到其实很少有人奶水不足，这并不是个普遍现象，像是乳腺发育有缺陷或者相关激素分泌有问题的人其实很少。总之，绝大部分妈妈可以给孩子充足的奶水，甚至能够提供的要大于宝宝所需要的。

WHO的资料还强调哺乳姿势对于产奶的重要性

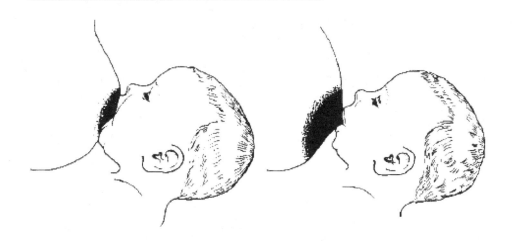

这张图来自WHO的资料，无疑，左边是正确又有效的吸奶方式，右边看上去在吸，其实根本没效果。而孩子的吮吸能够刺激两种哺乳过程必要的激素的分泌。所以，人们才常常说，奶是越吃越有。下面这张图也是来自WHO，说明了喂奶过程与催乳素的关联，很容易看懂：

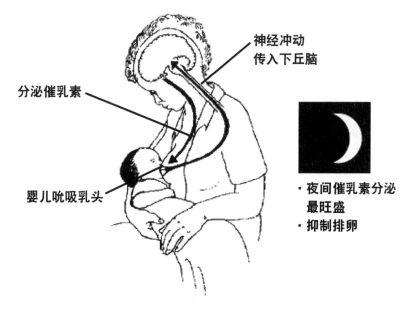

神经冲动
传入下丘脑

分泌催乳素

婴儿吮吸乳头

· 夜间催乳素分泌
  最旺盛
· 抑制排卵

另外呢，这张图也告诉我们催乳素其实在晚上分泌得多，所以担心没奶的妈妈可以在晚上多喂喂宝宝。资料说，催乳素能让妈妈感到轻松和有睡意，所以也不用担心晚上喂奶会让妈妈睡不好。而像是母亲和宝宝多亲密接触都能够促进喂乳。同时，自然需要家人们给新手妈妈鼓励和帮助。

中国香港卫生署的网站上有专门的哺乳帮助热线，为那些遇到问题的妈妈们提供热线指导。而很多资料也说，遇到哺乳问题的妈妈们不要气馁，专业人士能够帮忙。像是本文引用的WHO的一本资料，其实也是提供给专业人士的培训资料。在中国大陆，卫生部也越来越提倡母乳喂养，相信大家也能够得到越来越多的帮助和指导。而一些妈妈们也可以通过母乳喂养论坛和QQ群相互鼓励和帮助。

> ◉结　语：总之，如果您还没有要孩子，那么等将来迎接宝宝的时候，第一要坚信，自己家的妈妈"有奶"；第二，可以尝试用本文的方式哺乳，或可让您哺育宝宝的全程告别奶粉，还能收获一个更健康的宝宝。（本文后半部分由王杨编辑提供）

第五篇

理性看待"不放心"的食品药品

谨守安全线，新型瘦肉精并非不能用。但是，假若还是继续监管不力的话，热度过后，传统的瘦肉精还是会卷土重来，如同不断死灰复燃的三聚氰胺一样，一切便成了空话。

◎ 刘彦伟

"冤死"的面粉增白剂

2011年3月1日，卫生部等部门正式发布公告，撤销"面粉增白剂"过氧化苯甲酰、过氧化钙，自2011年5月1日起，禁止生产、在面粉中添加这两种物质。

不出意外，网友对此普遍欢迎，有质疑的也是在问为什么非要等到5月。

面粉增白剂不是不能禁止，比如欧盟就禁了。但是像中国这样，把面粉增白剂说成或看成"十恶不赦"，几乎人人"喊打喊杀"，也有点太不正常了。这样的不正常，当然又与我们的"国情"不无关系。

面粉增白剂的是与非

面粉增白剂有益吗？——益处不大

刚磨出的面粉颜色发黄、黏性大、弹性差，用它做面点不好看也不好吃。但是储存一段时间后，空气将面粉氧化了（这个过程称为后熟），颜色就变白了（面粉中的类胡萝卜素被氧化），同时可以形成面筋。但是储存会占用时间、仓库，而且容易变质和虫害，所以需要人工添加氧化剂加快氧化过程。

一般漂白（其实不是增白）用的氧化剂是过氧化苯甲酰，形成面筋用的氧化剂是偶氮甲酰胺、过氧化钙等。所以这次实际上是禁用了一个增白剂，一个强筋剂。单就增白剂过氧化苯甲酰来说，它的益处就是改变面粉制品的观感，这个作用不是必需的，所以说增白剂的益处不大。

面粉增白剂有害吗？——正常使用量下未证实有害

不管是过氧化苯甲酰本身，还是过氧化苯甲酰漂白面粉后的产物（如苯甲酸），科学界从几十年前就开始研究它们对于健康的影响。目前，广泛接受的观点是：过氧化苯甲酰漂白会破坏面粉中的一些维生素等营养成分（但是这对人体摄入营养的影响可以忽略不计）；在正常使用量下，过氧化苯甲酰本身以及产物都没有发现足以危害健康的成分。所以美国FDA、联合国粮农组织、世界卫生组织都允许把过氧化苯甲酰列为面粉增白剂。

但是要注意的是，在食品和药品领域，绝对无害是无法被证明的，没有一种东西能够被证明"绝对安全"。通常所说的"安全审查"其实是采用"排除法"：先提出"可能有害的方面"，然后一项一项去检测。如果把能够想到的"可能危害"都检测过了，没有发现"有害的证据"，在公共决策的时候就作为"无害"。但是这种无害本身不意味着"绝对安全"，也有一些食品添加剂经过了"安全审查"，后来又发现了新的危害而被禁用（也有被禁用后发现其实无害，又解禁，如糖精）。但另一方面，如果我们以"万一还有没有发现的危害"去质疑任何东西的安全性，这都是成立的，而世界上也就没有一种东西是安全的。

低收益+低风险，禁或不禁就不是那么容易确定

如果是高收益+低风险，或者低收益+高风险，我们都可以很容易地确定禁或不禁，但是低收益+低风险，或者高收益+高风险，就不容易确定了。于是在实践中，同一种物质，基于相同的科学证据，不同的国家做出相反的决策，这在食品卫生领域是相当常见的现象。比如面粉增白剂，美国就允许，欧盟就禁止，但这不代表二者对面粉增白剂的安全性有何分歧，这和中国舆论把面粉增白剂塑造成"十恶不赦"的形象是完全不同的。

追求天然可以作为拒绝面粉增白剂的理由吗

鸡蛋甚至比苏丹红的健康风险还大

我国粮食主管部门经过调查研究提出，我国消费者普遍要求小麦粉保持其原有的色、香、味和营养成分，追求自然健康，尽量减少化学物质的摄入。看来，面粉增白剂的倒掉，与近年来鼓吹的"天然绿色健康风"有很大关系。这是正确的吗？

化学物质苏丹红是一种可能的致癌物，对苏丹红的恐惧使得许多人看到红色的食品就很害怕。不过，在辣椒粉或者鸭蛋中的苏丹红并不多，实际上距离实验发现的致癌剂量还很遥远。之所以禁止使用，并不是因为它"能够"导致癌症——这种剂量增加的癌症风险或许跟喝水噎死差不多，而是它的使用不会带来任何实质上的好处。而鸡蛋中的胆固醇，却完全在影响健康的剂量范围之内。就增加的健康风险来说，鸡蛋中的胆固醇可能比苏丹红还大。我们拒绝苏丹红，但是对胆固醇却无可奈何。我们想要获得鸡蛋中的其他营养成分，就不得不"容忍"胆固醇这样的"有害成分"。

纯天然的野菜居然会致癌？

中国人有一种很熟悉的野菜——蕨菜。传说中，它不仅"安全""无污染"，还有着丰富的营养，甚至有"抗癌"的作用。二十世纪七十年代，在日本中部山区调查过吃蕨菜和食道癌的关系，发现在那里的居民中，吃蕨菜使得男性的食道癌发生率增加了2.1倍，而女性则增加了3.7倍。在英国的北威尔士地区，胃癌发生率一直很高。1990年进行过一项"病例——对照"研究也显示幼年时代吃蕨菜会增加后来胃癌发生的风险。类似的研究在世界其他地方还做过一些，结果也基本一致。假如一种人工合成的物质或者加工食品有这样的"劣迹"——尤其是致癌能力，它一定会被口诛笔伐，"拉出去枪毙五分钟"。但是，蕨菜是一种"古老的""纯天然的""绿色食品"，所以人们对它的宽容能到"纵容"的地步（参见《云无心：纯天然的野菜居然会致癌？》）。

"天然健康、人工有害"——错误的观念

什么叫"天然"食品？如果是指没有人工干预的话，那么整个农牧业就不存在天然这回事，因为农牧业是人类的发明，是对植物和动物按人类利益的利用和改造，在1.5万年左右才开始出现。如果是指没有加入合成成分的食品，那么又有两个问题。第一，有些食品成分，天然存在，但也可以合成，如亚硝酸钠，不管是天然的还是合成的，亚硝酸钠就是亚硝酸钠，要安全都安全，要有害都有害。第二，合成食品成分有害，自然食品安全，这种观念没有任何科学依据，比如有一种有机酸，健康危险等级是3（最高是4），进入人体之后可能导致肾结石，而它在一种食物中的含量到达1%，这种食物叫菠菜。不管是"天然"的还是"人工"的食物，关键都在于它里面含有什么东西，而不是它从何而来的（参见《云无心："全天然"的防腐剂》）

是什么让人们憎恨面粉增白剂

权威的缺失

对美国人来说，"食品添加剂"这个概念跟其他的食品成分一样，完全没有让人不适的地方。美国人把一种食品成分是否安全的评估交给了美国FDA。总体来说，只要是获得美国FDA批准使用的食品添加剂，就可以认为是安全的。

中国人可以信谁呢？没有这样一个权威给大家吃定心丸，只好宁愿相信它是有害的才稳妥。甚至，由于对所谓"专家"的信任不够，所以民众还有种反着来的心态——既然是你批准进入的，那就肯定是该剔除出来的。

被食品安全问题吓怕了

把化工原料用作食品添加剂（如苏丹红、三聚氰胺）；把食品添加剂超标使用（其实面粉增白剂就被普遍超标使用，2000年、2003年的抽查，超标率都达到了60%，只不过超标后的量也还没超过加拿大的标准）；不禁止不安全的食品添加

剂（如胭脂红）。由于这三种情况在中国普遍出现，案例很多，搞得人们闻"添加剂""化合物"则色变，巴不得什么食品都是"纯天然"，如果这次被揪出来的不是面粉增白剂，而是别的什么添加剂，估计也得是"喊打喊杀"的局面。

☙受宣传的影响☙

正是看到了人们这种心态，一些人或机构就出于自身利益神化"天然绿色食品"，同时妖魔化食品添加剂。让人们进一步增加了对"天然绿色食品"的好感，同时加深了对食品添加剂的恐惧。

> ◈结　语：如果像欧盟那样以科学和程序判面粉增白剂"死刑"，那也"死"得有理，而像中国这样的方式了结了面粉增白剂，它"死"得岂不冤枉？

◉王　杨

瘦肉精并非都那么可怕

2011年3月15日，央视新闻频道播出了一期《"健美猪"真相》的特别节目，节目曝光了河南生猪产区养猪户利用国家明令禁止使用的"瘦肉精"喂出"健美猪"的新闻。一时之间，瘦肉精再次成为大家关注的焦点。

早在2002年，瘦肉精就已经被禁止使用，但是这些年来，瘦肉精却从未消停过，在广东、北京、上海等地都曾引发过食品安全事件，致使上千人中毒。

其实，瘦肉精是一类药物的总称，并非所有瘦肉精都那么可怕，美国人就不怕瘦肉精。问题还是在一个词——监管。

惹祸的瘦肉精是什么

瘦肉精有七种，在中国惹祸的主要是"盐酸克伦特罗"

瘦肉精实际上不是单指，而是一类药物的统称。任何能够抑制动物脂肪生成，促进瘦肉生长的东西都可以称为"瘦肉精"。20世纪80年代，美国人意外发现一种叫盐酸克伦特罗（又被称为克伦特罗）的治疗哮喘的药物竟然能促进蛋白质合成，提高猪瘦肉比率。考虑到人们大都喜欢吃瘦肉，讨厌油腻的肥肉，这一情况让盐酸克伦特罗有机会在禽畜身上大展拳脚。不过，猪饲料中的盐酸克伦特罗通常是人正常用药剂量的10倍。长时间饲养下，它们很容易在猪内脏器官里蓄积残留。这是人出现瘦肉精中毒症状的原因。换言之，中毒其实是人体内药物过量。所以在世界上大多数国家，这种叫作盐酸克伦特罗的药物都被禁止了。这次，央视节目中曝光的瘦肉精也是这种盐酸克伦特罗。

总之，一共有七种的药品可以做瘦肉精，但是在中国常说的瘦肉精指的就是盐酸克伦特罗。（本部分根据薄三郎《瘦肉精真的那么可怕吗？》）

❦"盐酸克伦特罗"到底有什么危害❧

前文已经说到，瘦肉精中毒，实际上就是人体内药物过量。

据研究，肥猪饲喂瘦肉精后，逐渐发生四肢震颤无力，心肌肥大心力衰竭等毒副作用。更重要的是，由于其用量大、使用的时间长、代谢慢，所以直到上市，在猪体内的残留量都很大。这个残留量通过食物进入人体，主要危害是：出现肌肉震颤、心慌、战栗、头疼、恶心、呕吐等症状，特别是对高血压、心脏病、甲亢和前列腺肥大等疾病患者危害更大，严重的可导致死亡。

值得一提的是，猪的内脏残存的瘦肉精比较多，所以一定要小心食用。

这些瘦肉精为何屡禁不止

❦法律多，但违法成本低；监管多，但逃脱很容易❧

从2002年禁止瘦肉精开始，瘦肉精屡屡闹出风波。曾经有一次，广州的检疫部门公布，当地市场上残留着瘦肉精的猪肉有37%。这很容易给人以错觉，没有相关法律，或者没有监管，也就是所谓的"法制不健全"。

实际上，中国跟食品安全有关的法规并没有大的问题，在很多具体规定上，甚至比美国、加拿大等还要保守和严格。我国涉及食品安全的共有20部法律、近40部行政法规、近150部部门规章。过去的绝大多数食品安全事件，都可以在当时的法规框架内解决。只是，法规只能提供纸面上的保护——当"有法不依，违法不究"的时候，"有法可依"的结果就是"吓死胆小的，撑死胆大的"。

就具体的监管体系来说，中国目前的这种多个部门"分段管理"的体制问题重重。在实际运作中，也就必然产生灰色地带——看起来有多个部门"可以"管理，同时也就意味着每个部门都可以等着别的部门去管理。

具体到瘦肉精，生猪运输要有"三证一耳标"，出省要有动物检疫证明，屠宰要在政府指定场所，上市猪胴体要盖章……但是，所有的这些关卡，最终却都形同虚设。而食品安全，除非出现了重大事故，否则违法成本很低，比如用瘦肉精将一头普通型猪催成一头瘦肉型猪，成本仅在8元，而净获利则在30元以上。曾经一个养猪场的场长因为瘦肉精被罚，也不过是4个月拘役+7000元罚款。

法律之外还有一本经济账

在瘦肉精事件中，从养殖户角度讲，每头猪使用瘦肉精，可以增加50～70元收入，屠宰户因为瘦肉精猪出肉率高，也愿意购买，零售商因为瘦肉精猪肉好销售，也愿意卖。他们都在理性的选择下做出了利己的行为。但他们却生产出对消费者健康有害的猪肉，消费者却无法通过有效的途径辨识猪肉是否添加了瘦肉精。这时候，监管就尤其重要。但是，政府监管却也有监管的经济账：一个瘦肉精的检测试纸38元，且试纸只能说明可能存在问题，最终确认需要实验室检测，而实验室的检测，每份尿样需要800元，这是一个巨额费用。

问题是，其实从源头也可以控制，比如政府目前虽然将瘦肉精纳入到"违禁品"管理范围，对其生产和使用却没有进行数量管理，如果将其管理层级提高到近乎毒品的程度，将会大大提高养殖户的使用成本，从而降低政府末端管理的成本。但是，在中国有养猪大省，很多猪肉都"出口"到了别的省的餐桌上，当地政府当然不想自己省的猪肉在色泽、"质量"、价格上失去了竞争力。要解决这个问题，唯有靠产地政府和消费地政府建立起协调机制来，这又复杂了。（本部分根据王志安《瘦肉精屡禁不绝的经济学分析》）

瘦肉精问题也许还有
另一条"三赢"解决之道

还有另外一种瘦肉精叫莱克多巴胺

随着瘦肉精的新闻不断被曝光，近日不少媒体都报道了一种新型的瘦肉精，叫作莱克多巴胺。执法人员称，由于盐酸克伦特罗相对价格便宜，以前使用广泛，很多检验环节都在采用试纸进行初步筛查，因此添加后容易发现。目前，很多养猪场开始将以前使用较少的莱克多巴胺作为瘦肉精添加，以逃避检查。一位权威消息人士证实，各地都会检测盐酸克伦特罗，但是莱克多巴胺只有个别地方有检测，因为其检测成本比较高。但是在不法养殖户中，使用这两种瘦肉精的比例其实是差不多的。

美国人却不怕这种新型瘦肉精

然而在美国，这种叫作莱克多巴胺的瘦肉精却是合法的。美国FDA的一般思路是：如果一种成分没有已知的好处，那么对它的判决不需要"罪证确凿"，"莫须有"就足够了——当然很多被定罪的东西多少还是有些罪证的，比如反式不饱和脂肪酸；如果有明确的好处，就找出它的安全用量，比如说各种维生素、矿物质等；如果找不出安全用量，也就只好一禁了之。而莱克多巴胺的情况就好得多。猪吃了它之后，可以大大减少脂肪，大大增加瘦肉，而且明显缩短生长期。关于其毒性的研究从折腾老鼠开始，然后是狗、猪、猴子等，最后是六名志愿者。经过实验、研究，美国FDA认为每天可接受的摄入量是每千克体重1.25微克。据此，他们规定牛肉和猪肉中允许的莱克多巴胺残留量分别是30和50ppb（ppb是十亿分之一）。

（本部分根据云无心《美国人不怕瘦肉精》）

美国人不怕瘦肉精的启示

弄清楚了为什么美国人不怕"瘦肉精"，就比较容易理解食品（饲料）添加剂的问题了。在严格监管的前提下，一样东西只要存在某种好处，而且遵守用量的安全线，是完全可以安全使用的——严格监管才是问题的核心。

美国人把一种食品成分是否安全的评估交给了美国FDA。美国FDA根据科研数据做出判断，制定法律，并且监督执行。每一种食品添加剂在获得批准之前，都进行了几乎人们所能够想到的所有检测。只有各种检测都没有发现问题，才能够成为"食品添加剂"。总体来说，只要是获得批准使用的食品添加剂，就可以认为是安全的。而美国FDA始终以一种权威的形象示人，食品生产厂商们也能够恪守法律。

但是在中国想要做到还很有难度

通过美国的例子，可以看出，瘦肉精并非全是坏东西，在使用得当的情况下，它能够有一个三赢的结果：生产销售方能够生产出安全而高质量的猪肉，消费者也能够吃得放心，监管方当然也有好处。

但是问题在于：1. 监管部门没有美国FDA这样的权威性让大家信服，并且让大家相信企业能够遵守制定好的规则。2. 比起美国来，中国的监管更难，比如：美国的大型养鸡场提供了99%的鸡蛋，所以只要控制了他们，市场上就不会出现大规模的安全事故。而中国的食品生产和流通是由大量小规模的从业者主导的，要对他们实施严格监督，执法成本可想而知。另一方面，一个生产者如果做成了"大企业"，主管部门也就未必能够对它进行监管，即使它们有违法行为，只要没有出现人神共愤的结果，当地政府就不希望"影响企业运作"，甚至会进行"特别关照"。（本部分根据云无心《拿什么来拯救你，我的餐桌》）

◎结　语：谨守安全线，新型瘦肉精并非不能用。但是，假若还是继续监管不力的话，热度过后，传统的瘦肉精还是会卷土重来，如同不断死灰复燃的三聚氰胺一样，一切便成了空话。

⊕刘彦伟

"牛肉膏"解密

网上疯传一张猪肉变牛肉的图片，图片来自2011年4月13日合肥媒体的报道。报道说面馆为节省成本用"牛肉膏"添加剂90分钟让猪肉变牛肉，这在一些小吃店也是公开的秘密，医生称长期食用可引起慢性中毒、畸形，甚至可能致癌。之后各地媒体纷纷调查本地市场，发出类似报道。

出于对食品安全的敏感，一时间又出现了人人喊打牛肉膏的局面，其实这里面存在误解。

牛肉膏是一种香精

♨肉为什么香♨

我们吃肉，会觉得肉香，不同的肉有不同的香味。但是当科技发展到分子水平后，人们知道了肉的香味来于蛋白质水解产生的氨基酸与多肽、碳水化合物、核苷酸、糖等。尤其是氨基酸与还原糖在加热条件下发生美拉德反应，会生成各种挥发性的分子。不同的氨基酸与糖，以及不同的反应条件，会产生不同的香味。在熟牛肉中，已经辨认出了几百种挥发性物质，其中至少有25种具有"肉味"。

这些化学分子，能够刺激相应的神经受体，让我们感受到某种感官刺激——即香味。

♨肉香可以被制造出来——香精♨

既然真正让我们感受到香味的是一些分子对感官的刺激，那么只要模拟出那些刺激，就能够产生相应的香味。过去的几十年中，许多食品研究人员致力于根据肉味的组成来"制造"肉味香精。最早的一项专利出现在1960年，通过加热半胱氨酸和一些糖获得了肉的香味。此后，这方面的研究层出不穷，基本上都是通过蛋白水解物与还原糖发生美拉德反应来获得肉味。现在的很多肉味香精是通过水解的植物蛋白与酵母提取物作为原料来制作的。牛肉膏就是牛肉香精，也叫牛肉精、牛肉粉。

香精做不到乱真

虽然肉味香精的制作和使用已经很广泛，不过效果并非报道中的那样"几可乱真"。如果把"跟真肉味道一样"当作9，把"完全不像"当作1，一种肉味香精能够得到6或者7的评级就已经非常难得了。"并无二致"只能是广告用语。参见《云无心：猪肉变牛肉——被妖魔化的"牛肉膏"》

正规的牛肉膏产品合法安全

香精的使用是食品行业的常规

牛肉香精只是各种肉味香精中的一种，此外还有猪肉香精、鸡肉香精等。

到现在，肉味香精已经有许多专利，也有了许多成型的产品。肉味香精的使用，跟酱油、味精一样，可以算是食品行业中的常规。

你也可以制作牛肉膏

首先，制作牛肉精需要一些牛肉。这些牛肉除了提供"真牛肉"的味道，主要是提供氨基酸。把这些牛肉切小，煮10分钟，再磨细调成适当浓度的牛肉糊。加入木瓜蛋白酶——就是嫩肉剂里的有效成分，在60℃下保温12小时，然后煮15分钟让蛋白酶失去活性。这时候肉糊已经成了肉汤，通过离心的方式去掉残渣和油之后，就得到了牛肉蛋白水解物。牛肉蛋白水解物可以把酸度调节到偏酸性（pH6），再煮两小时，然后通过喷雾干燥的途径烤干，产物就是"牛肉粉"，也可以作为"牛肉味调料"使用。这也就是原始的"牛肉香精"。现代的牛肉香精，则要以牛肉蛋白水解物为基础，再进行一些反应。另一种主要的原料是酵母提取物。（参见《云无心：让我们来做"牛肉精"》）

对"致癌说"不用过分紧张

医生所说的"慢性中毒、畸形，甚至可能致癌"看起来像是针对熟肉制品中的亚硝酸盐，而不是牛肉膏。另有专家说牛肉膏长期大量食用可能致癌，但"长期大量食用危害健康"也适用于我们平时入口的大多数食品，比如肥肉吃多了也可能致癌。只要严格按照国家2007年出台的GB2760标准来使用合法的食品添加剂，就不会对人体产生不良影响，具体到牛肉膏，一般人摄入的剂量离致癌还很远。

该打击的是非法行为

不合格产品和不合理使用应该被查处

我们的安全分析都是针对正规产品，不正规的产品那是另一回事了，就好比我们说吃大米安全，不代表吃毒大米也安全。没有正确标注用法用量的也属于不合格产品。

如果商家不按正确用法用量使用食品添加剂，则生产出的食品也是不安全的。

冒充牛肉属于商业欺诈，即便安全也要查处

商品提供者必须向消费者如实提供产品信息。也就是说，即使牛肉膏真的把猪肉"变成"了牛肉，而使用的也是完全合法安全的牛肉膏，也必须明确说明它不是牛肉，而是经过调味的猪肉。消费者是否愿意买，愿意花多少钱买，要让消费者在了解实情的基础上来选择。按照新闻报道中所说的"当作牛肉卖"，就构成了"欺诈"——不管其产品有没有害，都需要受到查处。

◉结　语：牛肉膏并不比味精风险大，它只是不幸成了不良商家的骗人工具。

◎张春续

不健康不环保的中餐才是"垃圾食品"

> 提到"垃圾食品",不少人都会想到肯德基、麦当劳,"垃圾食品"似乎成了洋快餐特有的概念。但相比洋快餐,某些中餐不但同样不健康,烹饪过程还存在环保问题,危害有过之而无不及。

近来,中餐多次被卷入舆论中心

健康隐患和环境污染,中餐引发了越来越多的争议

来自美国北卡罗莱纳大学营养学教授Barry Popkin的一篇发表于《卫生事务》杂志上的文章中指出,截止到2008年,25%的中国成年人超重或者肥胖。尽管这个比例当时还比埃及、墨西哥、英国和美国等国家低,但在过去的1998～2008年,中国每年有超过1.2%的中国成年人变得超重或肥胖,这个增长率远超绝大多数国家。其中,儿童肥胖的情况还要较成年人严重。而根据"2004～2007年中日国民体质联合调查"中一项描述上海、东京20～74岁居民的超重肥胖现状的研究,结果显示上海20～74岁人群的超重肥胖率和中心性肥胖率都高于东京。

中国人的腰围和体重在过去的十年来正在飞跃性地上涨。而促成中国人体重增加的众多因素中,饮食结构问题显然难辞其咎。

另一方面,今年初,美国一所大学发生了一起案件,两位男性室友发生打架和动刀事件,而原因是一方反感中国留学生在做饭时油烟味重而争吵。不久前,一位政府官员在介绍北京市的城市清洁空气行动计划时,也提到了中国人的烹饪习惯,认为中式烹饪习惯对空气污染影响不小,并引起一定的争议。

总的来看，中餐受到了越来越多的非议。不论在营养上，还是烹饪过程的不环保上。

为什么说某些中餐是"垃圾食品"

仅提供单调的热量或提供的某些营养素远超人体所需就是"垃圾食品"

"垃圾食品"（Junk Food），其实只是一个民间的说法，并没有营养学上的定义。被约定俗成的指那些仅仅提供一些热量，别无其他营养素的食物；或是提供了超过人体需要的某些营养素，只能变成多余成分的食品。

虽然没有"垃圾食品"的定义，但包括WHO在内的多个政府组织及非营利组织却都认为食用过多具"垃圾食品"属性的食物，不利于饮食均衡，容易使人肥胖。并且有大量研究证实，由于"垃圾食品"的脂肪和热量的含量很高，是可以导致肥胖症、蛀牙、人类内脏癌，增加罹患Ⅱ型糖尿病和心脏病等疾患的概率。此外，由于"垃圾食品"中的维生素和膳食纤维的含量很低，当大量食用"垃圾食品"时，这些营养的摄取也会相对地减少。

"垃圾食品"虽是舶来概念，但很多高油高盐高淀粉质的中餐同样难脱干系

"垃圾食品"的说法最早起源于欧美，所以人们熟知的"垃圾食品"就包括：汉堡包、比萨饼、糖果、汽水、高果糖饮料、油炸马铃薯片、油炸薯条以及腌渍品等。由于这些食品往往是快餐工业所提供的，很多时候人们就把"垃圾食品"等同于了"洋快餐"。

但如果仅以"提供单调的热量或提供的某些营养素远超人体所需"这两条标准看，实际上许多常见中餐也脱不掉"垃圾食品"的帽子。"洋快餐"的危害性并不在于它是西餐，而是其营养单调，更有高温加工产生的有毒有害物质。而中式食品

制作中煎、炸、烤、烘、爆炒等高温工艺的运用实际上也不比"洋快餐"逊色。

此外，国人热衷于用热量、胆固醇这样的指标来指责"洋快餐"，却很少用相同的标准来衡量中餐本身。这种忽视使得中餐带上"健康"的假象，以一些常见的中餐为例，只在热量这一指标上，中餐就不输"垃圾食品"：香肠、腊肠这类风干腌制类肉食含有的热量大约是283大卡/100克，相当于6块洋快餐的炸鸡块（286大卡）；东坡肉这类食物的热量更是高达534大卡/100克，相当于10块油炸鸡块或者1个大份炸薯条；再看相对清淡的白切鸡和水饺，每100克的鸡肉热量也会接近200大卡，而常见的猪肉水饺20个左右热量也会接近800大卡；而诸如年糕、汤圆、糖醋排骨、梅菜扣肉这类常见菜的热量也都较洋快餐更甚。

西方一些消费者机构早就警示了中餐某些"垃圾食品"的健康风险

而随着中餐跟随华人逐步在全世界落地生根，这类中餐中的"垃圾食品"也引起了西方人的注意。早在2007年，美国的一家消费者协会公共利益科学中心（Center for Science in the Public Interest）就公布了一项报告，其中就告诫在西方的中餐爱好者："中国菜热量高，应该忌口。"该中心的营养研究主管利伯曼具体解释道："中餐虽然有很多蔬菜，但并不代表就一定有利健康。一份炒青菜有900大卡以及2200毫克的钠。这个结果不符合很多人的印象，因为很多人都以为蔬菜的卡路里都很低，但因为油和盐的过量使用，却使得其甚至超过了一般的煎炸食品的热量。而一些中国小吃也有很高热量。6个猪肉蒸饺的热量为500大卡，几乎等同于煎炸食品的热量。"2010年，英国也颁布了一个类似的报告，报告显示，如果选择中餐中使用煎炸炒等烹饪方法制作的食物，一份普通分量的中餐外卖将含有相当于一酒杯容量的脂肪，约有2823大卡；而一般的外卖食物平均约为1500大卡。

如今很多中餐越发"垃圾食品化"，引发国人健康问题

传统中餐因缺乏动物性材料，热衷于以油和调料调味均衡营养

与西方的食物不同，传统中餐被认为较少使用动物性食材，因而也更健康。不过，虽然传统中餐较少使用动物食材，但对口味的追求却使得中餐钟爱于使用油和大量的调味料。

"如果说西餐是无肉不欢，那中餐就是无油不欢。"中山大学附属第三医院营养科主任卞华伟这样总结，他认为："与西餐相比，中餐大量地、无节制地使用烹调油。""中餐的煎、炒、炸，样样烹调方法都离不开食用油，就算是蒸，之后也还是要浇汁（带油的调味汁）或淋油，如广州的蒸鱼，蒸熟后要淋热油；做凉拌菜的时候也要加不少烹调油，让其顺口。不但直接油炸的菜肴很多，而且有很多菜肴需要先过油。炒蔬菜，也要放两道油：炒菜前放油，出锅前再淋一次明油（又叫作包尾油）。很多用油加工后的点心，如烙饼、葱油饼、油条、炸馒头等，里面也含较多油脂。"

根据卫生部发布的《中国居民营养与健康状况调查报告》，城市居民平均每天高达85.5克的脂肪摄入中，其中一半多（44克）是通过烹调油摄入的。可以说，中餐重"油"当之无愧，而重盐重调料的情况也类似，中国人的人均钠摄入量也远超推荐摄入量。

如今动物性材料不再缺乏，加之"大油大味"的习惯，中餐越来越营养过剩

现在，随着物质的丰富，国人获得动物性食材变得越来越容易，但"大油大味"的烹饪方式却没有变，甚至变得变本加厉。而这种对"大油大味"的追求实际上还有科学论证，2009年哈佛的一项研究表明：摄入过多的高能量食品将触发大脑

中类似上瘾一样的神经反应，这会阻碍多巴胺释放。换句话说，吃的高能量快餐越多，我们产生相同快感所需要的多巴胺也就越多。该研究指出，这跟吸毒和肥胖症拥有相同的机制。

正是基于这种生理反应，很多餐馆也通过不断的"营养加载"满足食客的需要。根据《健康报》2010年的报道，一项北京、上海、广州餐馆就餐者饮食状况的调查表明：选择在餐馆就餐者的膳食结构非常不健康。主要表现是，谷类食物少，动物性食物多，能量、脂肪、钠的摄入量均显著高于推荐摄入量，导致脂肪供能比高达47%（合理比例是小于30%）、碳水化合物供能比却仅有29%（合理比例是55%~65%）。

中餐独有的一些特点，更加剧中餐的坏影响

中餐的合餐制以及中国人对饮食意头的讲究，加剧了国人的暴饮暴食

中餐的一大特点就是合餐制，这种用餐方式除了常说的不卫生外，还有一个缺点，就是容易使人不受约束地暴饮暴食。对于多数西餐甚至包括快餐，每个人的食物都是以份计量的，每个人很方便地就能计算出自己吃了多少，中餐却很难。而这两种饮食方式的冲突，常常让中国人吃西餐感到"吃不饱"，《纽约时报》一篇对留学生的采访就体现得十分明显，被采访留学生这样形容他们的火鸡大餐："火鸡肉干且无味，整只烤熟，用刀叉撕成一块一块，浇上酱汁，就成为晚餐的主菜。我就着沙拉和面包，在七点钟将就着填饱肚子。十点还要在宿舍加餐（一般是炸鸡翅、比萨饼、多纳圈、冰激凌之类的零食）。"

此外，在中国文化里，食物还承载着很多食物之外的意义。比如，小葱拌豆腐、番茄炒蛋这类食物，被约定俗成地定义成了"平民食品"和"家常菜"，很难想象，一个人能请客人吃这些食物。而鱼翅燕窝、鸡鸭鱼肉，就成了身份和地位的

象征。而在西方社会里，食品就是食品，没有那么多的含义。在很高档的饭店里，牛排之外上一整个烤好的土豆或者红薯也很平常。这种对食物意头的讲究，也使得中国人更容易使用高热高油的食物。

对红肉和内脏等高胆固醇"垃圾食材"的偏爱增加了心脏病和癌症的风险

另外，对猪肉这类"红肉"的喜爱，偏爱高胆固醇的动物内脏，也使得中国人的饮食越发不健康。根据哈佛大学公共卫生学院发布的一项研究结果：吃红肉与较高的早逝率有关系。特别是会加大患心脏病、结肠癌和其他癌症的风险。

偏爱高温的烹饪方式也使得中餐营养的丰富性受到影响且不环保

中餐是偏爱高温烹饪的，尤其是"炒"，但这种方式却很容易使得蔬菜等食材的营养流失，丧失大量的维生素。而根据中国香港食物安全中心发布的报告，用高温油炒或者干炒，都会使得食物产生疑似致癌物丙烯酰胺，其中土豆和蔬菜含量最高。（欧美快餐采用的油炸土豆方式也会产生此物质，但由于其蔬菜多采用生吃的方式，并不会产生此物质）

而且按照世界卫生组织的说法，室内空气污染的重要来源就是烹饪油烟。在中国大陆、中国台湾和新加坡的不少流行病学研究都显示，暴露于烹调油烟与不吸烟女性的肺癌风险增加显著相关。在不吸烟的人群中，油烟暴露算是一个与肺癌有关的重要危险因素。此外，烹饪油烟对空气质量的影响也不容小视，中科院"大气灰霾追因与控制"参与者之一王跃思研究员也指出，夏季北京城区PM2.5污染源中烹饪源能占到15%～20%。

> ◎结　语：中餐的味道虽是大多数中国人心头喜，但随着越来越多的问题涌现，中餐的某些"糟粕"也该引起重视了。

211

◉张德笔

婴儿接种疫苗后死亡，以后能不打就不打了？

2013年12月有媒体报道湖南省3名婴儿在接种乙肝疫苗后，出现严重不良反应。其中，常宁和衡山的两名婴儿不幸死亡。婴儿的死亡和疫苗的使用究竟何种关系，暂且还不明确，但网友对待疫苗的态度却已非常鲜明，"能不打就不打""不打也没事"。这种普遍的认识，正确吗？

很多国人对疫苗有抵触情绪

目前该事件的原委还未查清

据媒体报道，3名婴儿最大的才8个月，最小的仅1个多月。他们所接种的同为深圳康泰生物制品股份有限公司生产，批号为C201207088、C201207090的重组乙型肝炎疫苗（酿酒酵母）。

需要注意的是，三名婴儿的不良反应症状并不一致。常宁市的婴儿在死亡前没有任何不适症状；衡山县婴儿出现呕吐和哭闹反应，有低烧，在注射疫苗一天以后死亡；而汉寿县婴儿被诊断为肠坏死。汉寿这一例肠坏死，疾控部门认为可能和疫苗无关，因为检索国内接种乙肝疫苗的不良反应，还没有发现有急性肠坏死的先例，而另外两个孩子的死因还在调查。

调查结果无非有两种，一种是孩子的死因确实和接种了该乙肝疫苗有关；还有一种结果是死因和乙肝疫苗无关，只是接种了乙肝疫苗在前，死亡在后，两者被以因果关系联系起来。（注：2014年1月，湖南疾控中心宣布婴儿死亡和接种乙肝疫苗无关。）

不管怎样，出于谨慎，国家食品药品监督管理总局决定暂停这一公司批号C201207088和C201207090的重组乙型肝炎疫苗使用。

但网友对疫苗的抵触情绪很鲜明，这源自两种惯常的认识

在这则新闻里，有三条跟帖得到了最广泛的回应，其中一条被顶了1.7万次的评论认为："疫苗本身就是病毒，能不打就不打！"还有一条被顶了近8000次的评论说道："我是80后，住在一个极贫困的小村庄，一直都没打过疫苗，健健康康的，为什么现在小孩打了反而出事？"另一条被顶了近万次的评论说："每次打预防针，我都纠结担心。"

《生命时报》去年做过的一项调查，很好地反映了上述评论确实具有普遍性。调查显示，在不愿接种疫苗的人里，有71.4%担心其副作用；有很多人觉得"打了疫苗也没有用"，甚至有些人根本"没想过打疫苗"。

归结起来，对疫苗有两种普遍看法，一种是出于恐惧（担心副作用），一种是出于不相信（觉得疫苗没用）。

这两种认识都是流行的谬误

首先，疫苗非常安全。这是世界卫生组织明确给出的结论。所谓"非常安全"，不是说疫苗没有副作用，而是说疫苗的副作用通常都是轻微和暂时的，出现严重的副作用极为罕见。所以"每次打预防针都纠结担心"是大可不必的。这就好比大街上总有车祸发生，但我们也没必要一出门就战战兢兢。

当然，有人会说"疫苗安全"不等于"中国疫苗安全"，如果中国的疫苗生产、使用不规范，那么依然会增加接种疫苗的风险。的确，中国的医疗卫生系统信誉不佳。但是，目前没有证据表明中国的疫苗接种整体上脱离了"安全"的范畴。而且考虑到接种疫苗的巨大益处，我们根本没有必要为"接种还是不接种"纠结。实际上早期的疫苗安全性还没有现在这么高，比如老式的脊髓灰质炎疫苗会导致个别婴儿瘫痪，但因此就不接种了？当然不能，因为不接种的结果是更多的婴幼儿瘫

痪，对"小儿麻痹症"非常熟悉的中国人应该更能理解这一点。因此面对疫苗的风险，我们的应对办法是去改善疫苗，而不是因噎废食。

其次，疫苗并不总是起作用，这种说法正确。但是，从没有人声称疫苗永远有效。大部分疫苗，能提供80%至95%的保护，这意味着，如果100个注射过疫苗的人处在会感染疾病的环境中，有5至20人会感染，这比所有人都感染好太多了。这种高比例的保护，确保某些疾病在人群中不会大范围扩散。另外，如果接种过疫苗的儿童感染了某种疾病，比起没有接种过的儿童，病情也会轻微很多。关于这一点，可以参考下面这幅图。

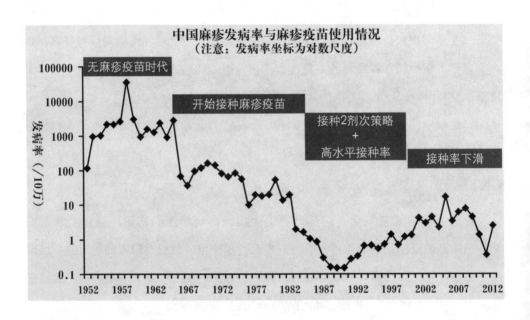

这种抵触情绪，是怎么产生的

对疫苗的负面评价，和卫生部门缺公信力、媒体缺专业素养有关

疫苗解决了曾深深困扰中国人的天花和麻疹，要说"上医治未病，防患于未然"，疫苗当之无愧。但为什么国人对疫苗的信任度就是不高呢？

近年来发生的几次严重疫苗安全事故，让中国卫生管理部门的公信力大为下降。它实施的大型公益行动本来就不容易获得公众的信任。但需要注意的是，疫苗导致的最严重问题有两种：其一是疫苗已经失效而未被察觉，让接种者在无意识情况下暴露于相应疾病之下，这对于狂犬、破伤风之类疫苗来说，将可能产生严重后果；其二是疫苗灭活不彻底（或减毒不到位），这相当于给接种者注射了相应病原体。前几年的山西疫苗案，患者疑似因疫苗灭活不彻底而致病。

这两种问题，都是可以避免的低级失误，和疫苗本身的安全性没有关系。而且如前所述，不能因噎废食。

除了卫生部门缺乏公信力外，媒体的误导难辞其咎。比如前两年有一组颇具影响力的报道"疫苗之殇"，其中有这样一段话"中国每年疫苗预防接种达10亿剂次。这是个惊人的数字，即使按照中国疾控中心主任王宇公布的疫苗不良反应概率算，那也意味着每年要有超过1000个孩子患上各种疫苗后遗症，留下终身残疾"。

这段话的问题在于，把"不良反应"直接等同于"终身残疾"了，从而得出骇人听闻的结论。

不只中国，国外也有几起著名案例

实际上，媒体对疫苗安全的质疑以及由此导致的民众担心可以说是"环球同此凉热"。美国著名儿科医生西尔斯写道："媒体灌输给父母们关于接种疫苗的矛盾建议。父母们一方面怕宝宝得某种疾病，希望给宝宝接种；另一方面又担心宝宝产生媒体宣扬的严重恶劣反应。这就是人们对于接种疫苗以及相关副作用等的大体观点。"

1974年，英国有媒体报道称接种百白破疫苗后，发生了36起严重神经系统反应。电视新闻持续报道此事，公众丧失信心，导致接种工作中断，接种率从81%大幅下降到31%；日本在同一时期，也因为媒体报道百白破疫苗的不良反应，而发生了与英国几乎完全相同的一幕:百白破疫苗接种率从1974年的80%下降至1976年的10%。事后证明，所谓"严重神经系统反应"，并不严重，很多都只是轻微症状。

1998年，英国权威医学杂志《柳叶刀》发表一篇论文，称麻腮风疫苗可能引发自闭症，经媒体报道后，不少家长拒绝为孩子接种该疫苗。6年后，英国麻腮风疫苗接种率由最高时期的92%降至81%。该论文观点还波及欧洲其他国家和美国，引发了全球范围的"疫苗抵制"运动。但是英国医学研究委员会开展了长期研究后，最终并未发现麻腮风疫苗与自闭症存在关联。2010年，英国医学总会吊销了该论文作者的行医资格，《柳叶刀》也撤下了相关论文。

任由这种抵制情绪蔓延，代价或许惨痛

历史教训表明：公众误解疫苗，最终误了公众健康

英国报道接种百白破疫苗不良反应事件后，接种率从81%大幅下降到31%。随着疫苗接种率的下滑，发病率由之前1/10万上升至100/10万～200/10万，从而形成了百日咳的疫情。日本的百白破疫苗接种率从1974年的80%下降至1976年的10%后，1979年百日咳疫情流行，出现1.3万余病例，41人死亡的后果。

《柳叶刀》发表论文称麻腮风疫苗可能引发自闭症后，麻腮风疫苗接种率下降，麻疹疫情一触即发。2008年，英国麻疹病例10年来首次超过1000例，英国为此发出流行病警告。2012年3月至2013年2月，欧洲共报告8499例麻疹病例，其中英国报告2314例。8499例麻疹病例中，6655例（82%）未接种疫苗、1045例（13%）只接种了1剂次疫苗（常规应该接种2剂次）。1～4岁儿童中，77%的病例没有进行疫苗接种。

如果任由抵制疫苗的情绪蔓延，对中国不利

1992年全国调查乙型肝炎，发现人群当中乙肝表面抗原携带率，也就是阳性率高达9.75%。1992年卫生部开始推广新生婴儿乙肝疫苗接种，但是没有免费，需要几十块钱，接种的普及率相对有限。到2002年，国家免除了疫苗费用，但仍收取少量打针服务费。到2005年，国家把新生儿乙肝疫苗接种服务彻底免费了，完全由中央和地方财政出钱。到2006年再进行调查的时候，乙肝表面抗原携带率由9.75%降低到7.18%。中国人口基数庞大，将近3个百分点的下降已经非常了不得，这都是乙肝疫苗的功劳。

如果疫苗"能不打就不打""不打也健康"的想法蔓延开来，会产生两个后果。一是很多本来准备打的人现在不打了，这无疑是存在巨大风险的。因为疫苗接种并不是纯粹的个体选择，人群疫苗接种率要达到一定的比率，才会形成人群免疫力，预防传染病的大规模流行。不同疾病，要达到的接种率要求不同，目前我国对免费疫苗的接种率指标统一定为90%。所以说，如果人们因为误解，而认为疫苗接种不安全，都选择不接种疫苗，很可能造成传染病大规模流行的严重后果。

二是很多打完疫苗的人，虽然打了，但是整天提心吊胆的，孩子一有点风吹草动，就主动和疫苗副作用联系在一起，搞得人心惶惶，这是不必要的负担。

> ◉结　语：今天让我们的孩子多挨一针，是为了未来孩子能够不挨针。

◎丁 阳

理性并严肃看待 "婴儿注射疫苗后死亡"

2013年12月下旬"婴儿注射乙肝疫苗后死亡"事件愈演愈烈，在广东披露了几起新的病例后，目前已有7名婴儿死亡。究竟该如何解读这起公共卫生事件？

婴儿死于"偶合症"之说的确可能成立

因注射乙肝疫苗死亡非常罕见，起初被归咎于疫苗的，基本都是"偶合死亡"

乙肝疫苗，尤其是目前普遍应用、利用基因工程研制的重组乙肝疫苗（即康泰制药生产的这种疫苗），被公认为是安全的疫苗。据全国AEFI（疑似预防接种异常反应）监测信息管理系统，2005～2009年全国乙肝疫苗疑似预防接种异常反应共有2836例，发生率仅为16.17/100万，可以说相当低。这2836例中，74.26%是不需要临床治疗的一般反应，17.88%是需要临床治疗的异常反应，然后除去极少的心因性反应、接种事故、不明原因的外，有185例，即4.76%属于"偶合症"。

所谓"偶合症"，是指接种疫苗者在接种时正处于某种疾病的潜伏期或前驱期，接种后爆发出来，但实际上却是与注射疫苗完全无关的病症。这些病例由于在起初找不到原因，因此被AEFI监测系统所报告，但其后证明这些症状与疫苗没有关系。

然而，在AEFI报告的注射乙肝疫苗后的死亡案例，却基本都是因"偶合症"死亡，国际国内都是如此。1991～1998年美国疫苗异常反应报告系统有1771例接种乙肝疫苗后的新生儿AEFI，其中18例死亡，尸检结果分别为12例婴儿为猝死综合征，3

例为支气管肺炎，颅内出血、突发窒息、先天性心脏病各1例，均与接种乙肝疫苗无关。2006年1月至2007年3月中国疾控系统报告了10例接种乙肝疫苗后死亡的AEFI病例，结果显示2例可能为接种乙肝疫苗所致的急性过敏性休克（死因无法确定），其余8例为其他疾病所致。2009～2011年广东婴儿接种乙肝疫苗后死亡病例有9起，死因全为偶合反应，与接种疫苗无关。

因此，深圳康泰认为婴儿死因是"偶合症"，并非无稽之谈，而是有相当的可能性。

从疫苗属于不同批次来看，出现质量安全问题的可能性相对较低

深圳康泰公司在2013年12月16日称，已经自查相关批次，疫苗生产、储存、运输环节均符合国家要求。深圳市药品监督管理局也曾通报称，尚未发现相关批次产品生产过程中有不符合规定的行为。

这种自查和监管自然难以让人取信。不过，需要指出的事实是，国家食品药品监督管理总局2013年12月13日要求暂停使用康泰疫苗的通知中，提到的是两个不相连的批次(但比较邻近)，而且当时针对的也只是两起死亡病例——这说明当时一个批次只对应一个死亡病例。17日深圳新增死亡病例，又是一个新的不相连批次。而昨日广东新披露的其他3起病例，也并未提到与之前的批次相同。这说明，疫苗即使有问题，与特定批次关系可能也不大。在现代制药业的批次管理体系下，如果是疫苗质量问题，一般表现为同一批号、多起，或者批次相连。对于深圳康泰这种大型疫苗制造企业来说，这种涉事疫苗批次各不相同的情况，是疫苗质量安全出问题的可能性就相对较低。

2013年12月22日关于疫苗事件的报道中，"深圳新生男婴接种疫苗后死亡，仅活74分钟"这则特稿最为牵动人心。其中，"10时33分注射乙肝疫苗、10时39分男婴突发症状、11时45分离世"的记述，让网友们迅速将注射疫苗与男婴死亡联系在一起，认为这是因果关系。

对此，康泰拿出了国家疾控中心的宣传资料，试图说明这仍然可能是"偶合现

象"——"以新生儿接种乙肝疫苗偶合死亡为例，我国新生儿（0～28天）死亡率为千分之10.7，全国每年出生儿童约为1600万，据此推算，全国每年约有17万名新生儿死亡，即每天约有466名新生儿死亡。按照我国乙肝疫苗免疫程序规定，乙肝疫苗在儿童出生后24小时内接种，以全国新生儿乙肝疫苗首针及时接种率75%计算，则每天约有350名新生儿死亡者接种了乙肝疫苗，即全国每天新生儿接种乙肝疫苗可能出现偶合死亡350起。"

这个数字同样无法让网友买账，有人认为，如果真是这么一个夸张的数字，那么这些"偶合死亡"婴儿的家长早就闹翻天了，而不会现在才引发关注。

实际上，网友对疾控中心的这份资料说明还是有些误解。每天新生儿接种乙肝疫苗出现偶合死亡350起，这里说的新生儿是包括出生0～28天的，在出生当天死亡的大概只有1/3即100多起，而且这里面还有许多在接种乙肝疫苗之前就已经死亡的，即便在注射疫苗后死亡，有些也能被明显归于其他原因——像深圳这起原本看起来十分健康的男婴在注射乙肝疫苗后6分钟即突发症状的，还是比较罕见的。

更重要的是，把"偶合死亡"归咎到疫苗问题，因而"闹事"的家长其实早就有。2013年8月，广东省疾病预防控制中心有关人员发表的一篇论文中，就明确指出了一些新生婴儿在注射疫苗24小时内偶合死亡造成了家长强烈创伤，非把问题归咎到疫苗上。这样的家长数量整体上不多，2009年这样的例子广东有7起。

因此，尽管深圳男婴的遭遇让人极为同情，但仍然无法排除"偶合死亡"的可能性。

目前媒体、网友对事件有若干不正确的认识

除去以上三点之外，目前一些媒体、网友对事件的其他看法也有些偏差。

首先是认为国家应该在2013年12月13日及时叫停所有康泰乙肝疫苗产品，否则的话至少17日的深圳男婴就有可能幸免。这个看法有些事后诸葛，从13日的通告来看，国家食品药品监督管理总局只知道两起死亡案例、两个批次，不确定确凿死因，仅凭这些条件，还难以确认所有批次都存在风险。然后，深圳案例出来事态升

级，卫计委和国家食品药品监督管理总局却未像之前那样公布疑似问题疫苗的批次和流向，被认为是有意隐瞒。这个指责是不成立的，因为这已经不是批次问题，如果疫苗真有问题，那可能所有批次都有问题了。

其次，一些媒体在报道时，称"康泰疫苗多次涉事"，从给出的材料来看，指的都是"广东揭阳44名小学生接种康泰乙肝疫苗后出现呕吐反应"，但这起事件，已经被证明是"群体性心因性反应引起"，而这的确是疑似预防接种异常反应的一种原因，因而并不是疫苗的问题。所以，目前来看，还不能说康泰在疫苗生产中有过劣迹。

再次，有媒体引述疫苗专家的话——"现在免疫规划要求出生24小时内就要注射乙肝疫苗，导致偶合反应比较多"，进而提出质疑"新生婴儿是否需要出生24小时内必须接种乙肝疫苗？"，这实际上是没理解什么是"偶合反应"。这位疫苗专家其实想表达的是，刚出生的婴儿由于母体到外界的环境变化，本身死亡率就较高，这时候注射疫苗，容易与其他病症"撞"在一起，导致归咎到疫苗，但实际上是其他病症造成的死亡比较多。如果乙肝疫苗晚一个月打，的确偶合反应会减少，但对婴儿死亡率实际上没有任何影响。世界卫生组织推荐给中国这种乙肝病毒流行度高国家的方案，就是在围产期即出生24小时以内普打乙肝疫苗第一针。

最后，还有一些人受此前媒体"写不写'偶合'，很多时候是良心判定"的说法影响，认为"偶合反应"是政府、医院和疫苗生产商故意蒙人、用来推脱责任的说辞。的确可能存在这种情况，但这不代表"偶合"是个伪概念。在美国，有"国家疫苗伤害补偿方案"，但申请的人中，只有1/4能拿到补偿，其余3/4也因无法确认伤害与疫苗有关（很多就是偶合反应）而被驳回。

然而若干因素使得本次事件必须高度重视

以上谈了"偶合反应"的可能性，但在权威的尸检结果出来前，一切并没有定论。而从几个现象来看，本次事件是安全事故的可能性依然存在，并且需要高度重视。

一月突发7起死亡病例并不寻常

首先是一个月内突发7起疑似注射乙肝疫苗引发的死亡病例，虽有一起被确认与疫苗无关，但从以往的数据来看，还是有些不太寻常。2006年1月到2007年3月的全国对应死亡病例是10起，2009年到2011年广东对应死亡病例是9起。虽然有可能是以前漏报的相对较多，但这次的集中爆发还是显得密度太大。而且，这次应该也是首次国家叫停一个厂商所有乙肝疫苗的使用。

对于类似不寻常的爆发，卫计委和国家食品药品监督管理总局应尽快做出说明，并拿出更多的统计数据，让民众判断问题是否严重。

单一厂家涉事，让质量安全问题的风险提升

这次事件还有一个特点是单一厂家涉事，虽然原因是康泰本身就是乙肝疫苗市场的巨头。这使得问题可能归结到康泰整个生产、储存、运输的某个或某几个环节出了大问题。事实上，不同厂家的乙肝疫苗质量的确有所不同。2011年的一篇论文指出，不同厂家乙肝疫苗的不良反应率相差极大，按AEFI监测的数据，最差的一家厂商不良反应率是最好一家的10倍。虽然论文指出的问题集中在"一般反应"，但假如更严重的"异常反应"也出现不好数据的话，后果就比较严重了。

从卫计委和国家食品药品监督管理总局通报来看，突发公共卫生事件的监测效果成疑

最后，按通常的说法，中国疾病预防控制系统对突发公共卫生事件是一直有监测的，然而国家食品药品监督管理总局和卫计委叫停康泰疫苗使用的两则通知，似乎表明这个监测系统并没有良好地运行——不仅是在媒体广为报道湖南死人事件后

才发出通知,更重要的是,2013年12月13日和20日的两则通知分别只有2例和4例,然而广东披露的信息显示,在11月和12月初,中山、江门已经有死亡病例,为何卫计委和国家食品药品监督管理总局的通知中没有相关信息?

这不得不让人心生疑窦。

疫苗安全无小事,树立民众对疫苗信心是政府责任

民众对疫苗信心动摇,会引发更恶劣后果

之前的《婴儿接种疫苗后死亡,以后能不打就不打了?》指出,"历史教训表明:民众误解疫苗,最终误了民众健康"。疫苗事件发酵后,已成为越来越大的公共事件,如果民众因此对疫苗失去信心,认为疫苗就该不打,那会比"偶合疑云"造成恶劣得多的后果。政府有必要尽快对事件作出妥善处理和权威解释。

让民众信赖的鉴定赔偿机制亟待出台

而要想让民众真正树立对疫苗的信心,则需要解除民众对疫苗事故鉴定的疑虑,以及补偿民众因疫苗事故受到伤害造成的损失。以美国而论,"国家疫苗伤害补偿方案"出台以来,已经有3000多人拿到累计超过25亿美元的赔偿,平均每人拿到差不多80万美元,如果能聘请到好的律师,就能拿到更高的补偿——这是被国家强制接种疫苗造成伤害后所应得的。而不管是跟政府讨价还价还是大额补偿,在当下中国,都是非常缺失的。这容易让民众忘了打疫苗的好处,而总是想到打疫苗可能带来的坏处。

◎结　语:疫苗无小事,不管对于政府还是个人都是如此。因此,正确地认识疫苗,理解公共卫生事件,相当重要。